高等医药院校基础医学实验教学系列规划教材

供本、专科医学类相关专业学生使用

# 医学免疫学实验技术

马新博　编　著

电子工业出版社

Publishing House of Electronics Industry

北京·BEIJING

**图书在版编目（CIP）数据**

医学免疫学实验技术/马新博编著. —北京：电子工业出版社, 2021.1

高等医药院校基础医学实验教学系列规划教材

ISBN 978-7-121-40150-3

Ⅰ.①医…　Ⅱ.①马…　Ⅲ.①医学 – 免疫学 – 实验 – 医学院校 – 教材　Ⅳ.①R392-33

中国版本图书馆CIP数据核字（2020）第244107号

责任编辑：崔宝莹

印　　刷：北京京师印务有限公司
装　　订：北京京师印务有限公司
出版发行：电子工业出版社
　　　　　北京市海淀区万寿路173信箱　　邮编：100036
开　　本：787×1092　　1/16　　印张：10.75　　字数：210千字
版　　次：2021年1月第1版
印　　次：2021年7月第2次印刷
定　　价：39.00元

凡所购买电子工业出版社图书有缺损问题，请向购买书店调换。若书店售缺，请与本社发行部联系，联系及邮购电话：（010）88254888，88258888。

质量投诉请发邮件至zlts@phei.com.cn，盗版侵权举报请发邮件到dbqq@phei.com.cn。

本书咨询联系方式：QQ 250115680。

# 前　言

医学免疫学是一门重要的医学基础课。当前医学免疫学实验技术被广泛应用于临床及科研工作中，成为推动临床及基础医学发展的有力工具。医学免疫学实验的开展，不仅有助于医学生更好地理解和掌握医学免疫学的基础理论、基本知识和基本技能，更能适应现代高等医药院校实验教学的需要，有助于培养医学生的科学思维、实践及创新等能力。

本书共分三篇：医学免疫学实验、医学免疫学学习纲要和医学免疫学习题集。医学免疫学实验坚持系统性原则，从实验目的、原理、材料、方法、结果、注意事项及临床意义等方面对实验进行全面阐述，这样有利于学生系统地、全面地掌握实验理论以及技术操作，同时有利于培养学生的实际动手能力，为学生将来的临床及科研工作打下坚实的基础。医学免疫学学习纲要的内容有助于学生在学习过程中更加具有目的性，做到有的放矢、加深理解和记忆。医学免疫学习题集内容涵盖了《医学免疫学》各章节的知识点，有利于同学们进一步提高学习质量。

本书适用于本、专科层次医学类各专业学生，同时亦适用于临床各专业工作者。

本书在编写过程中得到了同行专家的指导与帮助，同时也得到了我所在单位（广西科技大学）领导的大力支持，在此一并表示感谢。由于水平所限，本书难免存在疏漏和错误之处，诚请广大读者及同行专家提出宝贵意见。

马新博

2020 年 10 月

# 目　录

## 第三篇 医学免疫学习题集

# 绪　　论

## 一、医学免疫学实验目的

医学免疫学实验室是供学生进行医学免疫学实验的重要场所。在实验室内，通过实验观察和动手操作，使学生进一步理解和掌握医学免疫学的理论知识，同时掌握医学免疫学基本操作技术及医学免疫学检验技术，为今后的临床工作及科研工作打下坚实的基础。

## 二、医学免疫学实验室规则

在医学免疫学实验室中，同学们会接触到人或动物的血清及其他血液制品，以及具有一定致病力的微生物或有毒制剂等，任何违规的实验操作都可能导致严重的后果。因此同学们必须遵守医学免疫学实验室规则，同时必须严格执行"无菌操作"。具体规则包括以下几个方面。

（1）进入实验室前必须穿好白大衣，离开实验室后立即脱下白大衣并反折好，白大衣应经常清洗并消毒。

（2）非实验物品如书包、衣物等不允许带入实验室。必要的文具、实验用具等物品带入实验室后，应放在指定位置。

（3）进入实验室后，不能大声呼叫、谈笑、喧哗或随意走动，严禁饮食、吸烟，保证实验室的良好秩序。

（4）注意实验安全。使用有毒或有传染性的病原体时，应严格按照操作规程进行。严禁随意丢弃有毒或有传染性的材料，正确使用各种消毒容器及仪器盒等。

（5）避免有毒或有传染性的材料溅出，若不慎污染了工作台、手、眼、衣物和地面等处，应立即报告老师，以便及时做出正确处理。

（6）养成节约的习惯，爱护各种设备、仪器和原材料，如不慎损坏了实验仪器或实验标本等，应及时报告老师，按照学校规定记录并处理。

（7）每次实验后均应用肥皂洗手，必要时用消毒液泡手，若实验中使用了传染性或致病性较强的微生物标本，则须用消毒液擦洗工作台面，并用紫外线灯照射处理。

（8）实验完毕后，清理台面，检查标本、器材，并做到"物归原处"。值日生应做好实验室清洁，关好实验室的水、电、门、窗等后方可离开。

## 三、医学免疫学实验室发生意外情况的紧急处理

在实验操作过程中，要严格按照实验要求操作以防事故的发生，一旦发生意外情况，应立即报告当时在场的实验老师或实验员，并采取紧急处理办法。

1. 具有传染性的液体标本误入口中　当具有传染性的液体标本误入口中时，应立即将液体吐入消毒容器内，并用 3% 过氧化氢或 1∶10 000 高锰酸钾溶液漱口，并根据标本种类不同，及时服用相应的抗菌药物预防。

2. 液体溅入眼睛　当液体溅入眼睛时，应立即用生理盐水连续冲洗至少 10 分钟，冲洗必须迅速，避免揉擦眼睛。

3. 皮肤损伤　当皮肤损伤时，应尽可能挤出损伤处的血液，用蒸馏水或生理盐水洗净并除去异物，涂 2% 红汞、75% 乙醇或 2% 碘酊等，并包扎伤口。若为烧伤则局部涂凡士林或 2% 苦味酸。

4. 化学药品腐蚀伤

（1）强碱：先用大量清水清洗，再用 5% 醋酸中和。若受伤部位是眼部，经上述步骤处理后，再用液状石蜡或橄榄油 1~2 滴滴眼并及时到医院处理。

（2）强酸：先用大量清水反复冲洗，再用 5% 碳酸氢钠溶液洗涤中和。

5. 具有传染性的液体标本污染桌面　当具有传染性的液体标本污染桌面时，应用适量的 0.1% 新洁尔灭或 2% ~3% 来苏水倒在污染处，浸泡 30 分钟抹去。若手上沾有活菌，亦应将手浸泡在上述消毒液中 3 分钟后，再用清水反复冲洗。

6. 毒性物品泄露　若遇毒性物品泄露，应立即离开操作台，同时报告老师处理。

7. 火警　若发生火警切勿慌张，应保持冷静，立即关闭电闸。若乙醇、乙醚等有机溶液起火，不可以用水扑救，应用沾水的布类覆盖扑火或正确使用实验室灭火器灭火。

# 第一篇  医学免疫学实验

## 实验一  抗原抗体凝集反应

### 一、直接凝集试验

#### 实验目的

1. 掌握  玻片凝集试验和试管凝集试验的原理。
2. 熟悉  常见凝集试验方法及临床意义。

#### 基本原理

颗粒性抗原与相应抗体在适当的条件下结合，可出现肉眼可见的凝集物，称直接凝集反应。通过观察是否出现可见的抗原抗体凝集物，用已知的抗体（或颗粒性抗原）检测相应的颗粒性抗原（或抗体）。

#### 实验内容

（一）玻片凝集试验

1. 材料

（1）抗体：1∶40 抗伤寒杆菌诊断血清。

（2）抗原：伤寒杆菌斜面培养物、大肠杆菌斜面培养物。

（3）生理盐水、载玻片、取菌环等。

2. 方法

（1）取载玻片1块，平均分成3个格；右侧加生理盐水1滴，中间及左侧无菌操作各加1∶40 抗伤寒杆菌诊断血清1滴。

（2）用接种环无菌操作取伤寒杆菌斜面培养物少许，分别与生理盐水及中间1∶40抗伤寒杆菌诊断血清混匀。同法取大肠杆菌斜面培养物与左侧1∶40 抗伤寒杆菌诊断血清混匀。

3. 结果  轻轻晃动载玻片，1~2分钟后，观察结果，出现细小凝集块者即为阳性反应，均匀混浊者为阴性反应。

4．注意事项

（1）在载玻片上涂细菌时，注意要先在生理盐水中涂菌，后在血清中涂菌，避免将血清误带入生理盐水中。

（2）操作过程中严格执行无菌操作。

5．临床意义　玻片凝集试验为定性试验，其操作简便、反应迅速，但敏感性相对较低。玻片凝集试验是常规 ABO 血型鉴定和细菌菌种鉴定的实验。

### （二）试管凝集试验

1．材料

（1）抗体：免疫血清（1∶10 抗伤寒杆菌"H"抗体）。

（2）抗原（诊断菌液）：伤寒杆菌鞭毛（H）抗原（用比浊法调至 9 亿 /ml）。

（3）生理盐水、小试管 7 支、1ml 和 5ml 吸管、56℃水浴箱或 37℃培养箱等。

2．方法

（1）取洁净的小试管 7 支，排列于试管架上，依次编号；于各试管中加入生理盐水 0.5ml。

（2）吸取免疫血清 0.5ml，加入第 1 支试管中，充分混合，吸出 0.5ml 放入第 2 支试管；混合后取出 0.5ml 于第 3 支试管中；以此类推直至第 6 支试管，混匀后吸出 0.5ml 弃去。第 7 支试管不加血清，作为生理盐水对照。第 1 支试管至第 6 支试管的血清初始稀释度为：1∶20、1∶40、1∶80、1∶160、1∶320、1∶640。这种稀释方法称为连续倍比稀释法。

（3）每支试管各加入诊断菌液 0.5ml，至此每支试管内的血清稀释度又增加了 1 倍。

（4）摇匀后，置 56℃水浴箱中 2~4 小时、再置 4℃冰箱过夜，或置 37℃培养箱中 18~24 小时，观察结果。操作程序见表 1-1-1。

表 1-1-1　试管凝集试验倍比稀释法

| 试管 | 1 | 2 | 3 | 4 | 5 | 6 | 7（对照） |
|---|---|---|---|---|---|---|---|
| 生理盐水（ml） | 0.5 | 0.5 | 0.5 | 0.5 | 0.5 | 0.5 | 0.5 |
| 免疫血清（ml） | 0.5 | 0.5* | 0.5* | 0.5* | 0.5* | 0.5* | 弃去 0.5 |
| 血清稀释倍数 | 1∶20 | 1∶40 | 1∶80 | 1∶160 | 1∶320 | 1∶640 | — |
| 诊断菌液（ml） | 0.5 | 0.5 | 0.5 | 0.5 | 0.5 | 0.5 | 0.5 |
| 血清最终稀释倍数 | 1∶40 | 1∶80 | 1∶160 | 1∶320 | 1∶640 | 1∶1280 | — |
| 置 56℃水浴箱中 2~4 小时、再置 4℃冰箱过夜，或置 37℃培养箱中 18~24 小时，观察结果 | | | | | | | |

注：*为倍比稀释后血清

3. 结果

（1）抗原对照试管：上清液混浊，可有少量细菌沉于管底，呈圆点状，边缘整齐。若轻摇，细菌散开仍呈混浊状态。

（2）"H"凝集特点："H"凝集则为絮状凝块，振摇后呈絮状沉淀物。

（3）根据凝集程度分级，以"+"的多少表示：

++++：细菌全部凝集沉于管底，上层液体澄清透明。

+++：约 75% 的细菌凝集沉于管底，上层液体轻度混浊。

++：约 50% 的细菌凝集沉于管底，上层液体中度混浊，呈半透明。

+：约 25% 的细菌凝集沉于管底，上层液体较混浊。

－：不凝集，液体混浊度与抗原对照管相同。

（4）血清凝集效价（滴度）：以出现明显凝集（++）的血清最高稀释倍数为血清的凝集效价。

（5）报告方式：如实报告"H"血清效价。如血清最低稀释度仍无凝集现象，报告阴性；如血清最高稀释度显"++"或"++"以上凝集者，则应报告高于 1∶1280。

4. 注意事项

（1）只有当抗原抗体比例适当时才会出现肉眼可见的凝集反应。血清浓度的稀释度越低，凝集反应越弱。反应中如果抗体浓度过高，则不会出现凝集反应，此为前带现象。

（2）温度、pH、电解质等因素对反应结果均有影响。在加入抗原抗体后，要充分混匀以促进抗原抗体间的接触。

5. 临床意义　试管凝集试验是半定量凝集试验，其操作简单，但敏感性较低。临床上试管凝集试验主要用于诊断伤寒和副伤寒（肥达试验）、诊断斑疹伤寒与恙虫病（外斐反应）等。

## 二、间接凝集试验

### 实验目的

1. 掌握　间接凝集试验的原理。

2. 熟悉　间接凝集试验的方法及临床意义。

### 基本原理

可溶性抗原与相应抗体直接反应是不出现凝集现象的，但将可溶性抗原结合在与免疫无关的颗粒载体表面形成致敏颗粒后，再与相应抗体反应，则会出现凝集现象，称为间接凝集反应。如果是将抗体结合于颗粒载体表面从而应用于检测相应抗原，则称反向间接凝集试验，其试验操作与间接凝集试验基本一致。实验室常用的载体有人"O"型红细胞、绵羊红细胞、乳胶颗粒等。若颗粒载体是红细胞，称间接凝集试验；

若颗粒载体为乳胶颗粒，则称为乳胶凝集试验。本次试验为乳胶凝集试验。

## 实验材料

待检血清、抗链球菌溶血素"O"试剂盒（溶血素"O"包被的乳胶颗粒试剂 5ml，阳性对照血清 0.5ml，阴性对照血清 0.5ml）。

## 实验方法

（1）试剂使用前，平衡至室温。轻轻混匀乳胶颗粒试剂，核对阴性和阳性对照。

（2）在反应板孔中加 1 滴待检血清（50μl），然后加 1 滴乳胶颗粒试剂在血清中，搅匀、轻轻摇动使其充分混合，2 分钟后观察结果。

（3）阳性和阴性对照同前文。

## 实验结果

本次所用的乳胶颗粒试剂是由溶血素"O"包被乳胶颗粒，并校正测定灵敏度至抗溶血素"O"抗体（ASO）<200U/ml，超过上述含量即出现肉眼可见的凝集颗粒。出现凝集现象即可判断样本中 ASO>200U/ml，阳性；无凝集出现可判断样本中 ASO<200U/ml，阴性。

## 注意事项

（1）加乳胶颗粒试剂和阴性、阳性对照血清时，保证液滴大小一致。

（2）试剂盒应贮存于 2~8℃的环境中，受热会导致试剂阳性率偏高，切勿冷冻。

（3）待检血清与阴性、阳性对照血清必须小心处理，严格执行无菌操作。

## 临床意义

间接凝集试验具有敏感性高、快速、简便等优点，在临床上得到了广泛的应用。如用乳胶凝集试验测定相关抗体，可用于辅助诊断类风湿关节炎、钩体病、血吸虫病等。

# 三、间接凝集抑制试验

## 实验目的

1. 熟悉　间接凝集抑制试验的原理。
2. 了解　间接凝集抑制试验的方法和临床意义。

## 基本原理

间接凝集抑制试验是利用已知抗原致敏的颗粒与待测标本中可溶性抗原竞争有限抗体的经典血清学方法。将可溶性抗原与相应抗体混合，再加入抗原致敏的颗粒性物质（如乳胶颗粒），则能抑制凝集现象。间接凝集抑制试验常用于检测抗体、自身抗体、变态反应抗体，也可检测抗原。本次试验以妊娠免疫试验为例。

### 实验材料

人绒毛膜促性腺激素（HCG）致敏乳胶颗粒试剂、抗 HCG 血清、生理盐水（阴性样本）、孕妇尿液标本（阳性样本）及待检尿液，以及载玻片、滴管、玻璃棒等。

### 实验方法

（1）所有试剂使用前先平衡至室温。

（2）取载玻片 1 块，平均分成 3 个格，同时标记好阳性、阴性及待测标本记号。

（3）用滴管吸取孕妇尿液标本（阳性样本）1 滴置于载玻片的左侧格，中间及右侧分别加 1 滴生理盐水（阴性样本）及待检尿液。

（4）在载玻片上的 3 个格均加抗 HCG 血清 1 滴，轻轻摇动载玻片，使其充分混匀，反应 1 分钟。

（5）再在 3 个格中各滴加 HCG 致敏乳胶颗粒试剂 1 滴。

（6）用玻璃棒搅动混匀，缓慢摇动载玻片 2~3 分钟后观察结果。

### 实验结果

生理盐水（阴性样本）对照侧应出现明显凝集颗粒，而加入孕妇尿液标本（阳性样本）的试验侧呈均匀乳白状。待检尿液若出现凝集，表明 HCG 阴性，如仍呈均匀乳白状则为 HCG 阳性。

### 注意事项

（1）孕妇尿液标本最好为晨尿（晨尿 HCG 含量高），在使用前先经 37℃水浴并充分混匀。

（2）吸取样品的器具不能交叉使用。

（3）试验过程中严格注意标本及各试剂的加入顺序。

### 临床意义

间接凝集抑制试验在临床上常用于疾病的早期诊断，如检测血清中的乙型肝炎表面抗原（HbsAg）、甲胎蛋白（AFP）等，同时亦可用于妊娠检测。

# 实验二　抗原抗体沉淀反应

## 一、单向琼脂扩散试验

### 实验目的

1. 掌握　单向琼脂扩散试验的原理及用途。

2. 熟悉　单向琼脂扩散试验的操作方法与结果观察。

## 基本原理

单向琼脂扩散试验是一种定量试验。将抗体与琼脂混合，浇注于单扩板上打孔。实验时在孔中加入相应可溶性抗原，抗原向四周扩散，与凝胶中的抗体反应。二者在比例适当的位置形成白色沉淀环。

## 实验材料

（1）彩色抗 IgG、IgA、IgM 单向琼脂扩散板（成品）。

（2）待测人血清（抗原）。

（3）微量加样器、37℃培养箱等。

## 实验方法

1. 加样　用微量加样器加样（勿溢出孔外）。测 IgG 加 5μl 待测人血清；测 IgA 加 10μl 待测人血清；测 IgM 加 15μl 待测人血清。

2. 扩散　将单向琼脂扩散板平放于湿盒内，平置于 37℃培养箱扩散 24 小时（IgM 含量偏高，沉淀环不清楚，可放置 48 小时），观察结果。

## 实验结果

测量沉淀环：用免疫测量仪或直接在单向琼脂扩散板的背后印的刻度上读出每孔扩散后的直径，再从 IgG、IgA、IgM 含量表中查出相应的含量（图 1-2-1）。

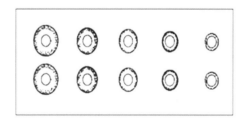

图 1-2-1　单向琼脂扩散试验沉淀环模式图

正常血清中免疫球蛋白含量：

（1）IgG　8~14.5mg/ml。

（2）IgA　1.1~2.8mg/ml。

（3）IgM　0.7~1.9mg/ml。

## 注意事项

血清加样时避免污染，同时确保加样数量准确。

## 临床意义

单向琼脂扩散试验操作简便、成本低廉，在临床上主要用于检测标本中各种免疫球蛋白和血清中补体的含量。

## 二、双向琼脂扩散试验

### 实验目的

1. 掌握　双向琼脂扩散试验的原理及用途。

2. 熟悉　双向琼脂扩散试验的操作方法与结果观察。

### 基本原理

双向琼脂扩散试验是将可溶性抗原与相应抗体，分别加入琼脂板上相邻孔。抗原抗体各自向四周扩散，二者在扩散过程中相遇，在比例适当处形成白色沉淀线。

### 实验材料

甲胎蛋白（AFP）血清或脐带血、AFP 免疫血清、待检血清、1%琼脂（生理盐水配制）、载玻片、微量加样器、打孔器、37℃培养箱等。

### 实验方法

1. 浇板　取已溶化的 1%琼脂（0.05mmol/L、pH 8.6 巴比妥缓冲液配制）浇注于载玻片上，制成琼脂板。

2. 打孔　使用打孔器在琼脂板上打孔（图 1-2-2），孔径 3mm，孔间距 4~6mm。

3. 加样　用微量加样器加 AFP 免疫血清于 A 孔，a、d 孔加 AFP 血清，b、c、e、f 孔加待检血清，每孔量均为 10μl。将加样琼脂板置于 37℃培养箱里，24 小时后观察结果。

### 实验结果

琼脂板 a、d 孔为阳性对照。若 b、c、e、f 孔与 A 孔间出现沉淀线，且与阳性对照出现的沉淀线相吻合即为阳性；若无沉淀线或沉淀线与阳性对照沉淀线交叉，则为阴性（图 1-2-2）。

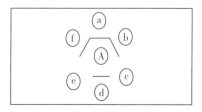

图 1-2-2　双向琼脂扩散试验结果

### 注意事项

血清加样时避免污染并注意避免外溢和出现气泡，同时确保加样数量准确。

### 临床意义

双向琼脂扩散试验操作简便、成本低廉，临床上常用于检测 AFP，辅助诊断原发性肝癌。

## 三、火箭免疫电泳试验

### 实验目的

1. 掌握　火箭免疫电泳试验的原理及用途。
2. 熟悉　火箭免疫电泳试验的操作方法与结果观察。

### 基本原理

火箭免疫电泳又称电泳免疫分析，是单向琼脂扩散和电泳技术结合的实验。在电场作用下，抗原在含定量抗体的琼脂板中泳动，两者比例合适时，形成火箭形的锥形沉淀线，锥形沉淀线的高度与抗原量呈线性关系。因此用本试验可以测定样品中抗原的含量。此法与单向免疫扩散法比较，优点是精密度较高，耗时较短，但不足之处是操作技术复杂，影响因素较多。

电泳时，琼脂内的抗体不动，而加样孔中的抗原因迁移率不同而发生移动，当抗原分子发生移动时，抗原过量，与抗体分子形成小的可溶性免疫复合物，并以缓慢速度在含有抗体的胶板内移动。电泳持续，抗原分子与抗体分子达到适当比例，形成大的不溶性免疫复合物而发生沉淀，此沉淀不再移动，未与抗体结合的抗原以及较小的可溶性复合物可穿过此沉淀继续向前移动，形成新的沉淀。当全部抗原或抗体被消耗殆尽时，在该处形成一个固定"火箭"样沉淀峰。此时，即使继续电泳它也不再移动。沉淀峰的高度与检样中的抗原含量呈正相关。抗原质量浓度越高，沉淀峰也越高。检样若为 Ig 时，由于 Ig（特别是 IgG）与胶板内所含抗体（一般也是 IgG）电泳迁移率基本相同，以致在加样孔的阳极和阴极侧都会形成沉淀，故被检血清（抗原）或抗体（胶板内的）需做化学处理，以改变其迁移率。

### 实验材料

（1）抗体（抗血清）：抗人 IgG 的免疫血清。

（2）抗原（检样）：标准人 IgG 试剂，用缓冲液配制的不同质量浓度的溶液。

（3）琼脂：pH 8.6 巴比妥缓冲液配制的 1.5% 琼脂，溶化后于 60℃保温。

（4）甲醛 - 巴比妥缓冲液：甲醛溶液 2.85ml，0.05mol/L pH 8.6 巴比妥 - 巴比妥钠缓冲液 30ml（电泳槽缓冲液），混合后加蒸馏水 100ml。用火箭免疫电泳技术分析体液中 IgG 含量时，需将检样用此缓冲液处理，使 IgG 增加负电荷，电泳时能向正极泳动，否则因电渗作用，在加样孔正、负极两个方向都会出现沉淀峰。

（5）其他：电泳仪、电泳槽、载玻片、吸管、微量加样器、打孔器等。

## 实验方法

1. 抗血清最适稀释度的确定　一般均需经预试验选出。抗血清的双向免疫扩散的效价大致为 1∶2∶5 的比例关系，如双向扩散效价为 8，火箭免疫电泳时一般可用 1∶（16~20）稀释的抗血清（单向免疫扩散时则大致需要 1∶40 稀释）。预试时可围绕此效价做几个（一般 3~4 个）稀释度预试（如 1∶10，1∶15，1∶20，1∶25）。最适稀释度的标准为：形成的火箭形沉淀峰峰形尖锐、清晰，用标准抗原参加试品测试时，低质量浓度抗原峰高可达 0.5cm，高质量浓度抗原峰高可达 2.5~3.0cm（根据电泳板的大小、加样孔的直径、加样量的多少可适当调整）。

2. 制板　将 1.5% 琼脂于沸水浴中溶化并冷却到 56℃，加入用电泳缓冲液稀释的抗血清，迅速混匀，浇注于所需大小的洁净载玻片上。浇注量以保持凝胶厚度 0.16cm 为宜（即每平方厘米浇注 0.16~0.17ml）。凝胶充分凝固后，用打孔器于板的一边距板缘 1.0cm 处打一排加样孔，孔径 0.2~0.4cm，孔距 0.3~0.4cm（在每一特定试验中，孔径、孔距、加样量均应固定，不能有大有小，有多有少）。

3. 电泳　于加样孔中加注 10μl 检样，测 IgG 时检样 1 份加甲醛 - 巴比妥缓冲液 4 份，混匀后，于 4℃冰箱放置 2 小时，取出后再用电泳缓冲液稀释至所需质量浓度。将加样孔一端置负极侧，两端用滤纸为盐桥，通电电泳。保持稳定电压为 100V。电泳时间可根据标准参考品形成清晰、尖锐的沉淀峰而定。每块板上均应设置 4~5 个由低至高不同质量浓度的标准抗原参考品，以其所形成的沉淀峰为纵坐标，质量浓度（或其对数）为横坐标，制备标准曲线。

## 实验结果

电泳结束后直接测量峰高（加样孔前缘至峰尖，图 1-2-3），从标准曲线得出检样中抗原含量；也可将板干燥、染色后分析。

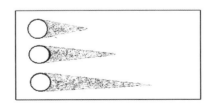

图 1-2-3　火箭电泳

## 注意事项

（1）火箭免疫电泳技术精密度比单向琼脂扩散法高。有以下几个原因：本法标准曲线最高含量与最低含量之间的差是单向琼脂扩散法的1/3，但它们之间的距离差别（最高、最低含量的峰高之差与沉淀环直径之差的差别）较单向琼脂扩散法大3倍；本法抗原含量与峰高之间有较好的线性关系，而单向琼脂扩散法抗原含量与沉淀环直径之间线性关系较差（沉淀环直径在12~13mm抗原含量差别比5~6mm的含量要大得多）。本法是在抗原、抗体全部结合后出现沉淀峰，单向琼脂扩散法在扩散24小时后进行测量时，沉淀环常只是抗原抗体复合物的一部分，并非反应终点。

（2）选择最适抗血清的质量浓度是十分重要的，抗体质量浓度与峰高呈正比。抗体浓度高，火箭样沉淀峰低、浓、粗；抗体浓度低，沉淀峰高、淡，峰高不明显。

（3）应以标准参考品形成典型的火箭样沉淀峰作为电泳时间的依据。电泳时间不足，沉淀峰头部为圆形。

（4）加样后应立即电泳，如间隔时间太长，抗原可自加样孔向四周呈放射状扩散，以致形成短的甚至很宽的沉淀峰。

（5）所用琼脂应选择无电渗或电渗很小的，否则火箭形状不规则。

（6）标本数量多时，电泳板应先置电泳槽上，搭桥并开启电源（电流要小）后再加样，否则易形成宽底峰形，使定量不准。

（7）做IgG定量时，由于抗原和抗体的性质相同，火箭峰因电渗呈纺锤状。为了纠正这种现象，可用甲醛与IgG上的氨基结合（甲酰化），使本来带两性电荷的IgG变为只带负电荷，可加快电泳速度，抵消电渗作用，从而出现伸向阳极的火箭峰。

（8）火箭免疫电泳试验作为抗原定量只能测定标本中"μg/ml"以上的含量，若低于此水平则难以形成可见的沉淀峰。加入少量$^{125}$I标记的标准抗原共同电泳，则可在含抗体的琼脂中形成不可见的放射自显影技术。根据自显影火箭峰降低的程度（竞争法）可计算出抗原的浓度。放射免疫自显影技术可测出标本中"ng/ml"水平的抗原浓度。

## 临床意义

常用于IgA、IgG等蛋白检测。

## 四、对流免疫电泳试验

## 实验目的

1. **掌握** 对流免疫电泳试验的原理。

2. **熟悉** 对流免疫电泳试验的方法及特点。

## 基本原理

在 pH 8.6 的琼脂凝胶中，抗体只带有微弱的负电荷，且因为它分子较大，所以泳动慢，受电渗作用的影响也大，往往不能抵抗电渗作用，所以在电泳时抗体反而向负极倒退。而一般抗原蛋白质常带较强的负电荷，分子又较小，所以泳动快，虽然由于电渗作用泳动速度减慢，但它仍能向正极泳动。实验时将抗体置于阳极，抗原置于阴极，电泳时，两种成分相对泳动，反应一定时间后抗体和抗原将在两孔之间相遇，并在比例适当处形成肉眼可见的沉淀线。由于电泳的作用，不仅帮助抗原抗体定向移动，同时加速了抗原抗体运动速度，而且也限制了在琼脂扩散时，抗原抗体向四周自由扩散的趋势，所以提高了反应敏感性。本法比单纯的琼脂扩散实验的灵敏度要高 10 倍以上，且反应时间短。

## 实验材料

1% 琼脂、脐带血清（含 AFP）、AFP 免疫血清、生理盐水、载玻片、打孔器、电泳仪等。

## 实验方法

1. 浇板　将溶化的 1% 琼脂 3~4ml 浇注于载玻片上，制成琼脂板。
2. 打孔　用打孔器按图打孔（图 1-2-4），孔间距为 4~5mm。
3. 加样　将 AFP 免疫血清加至靠正极侧的孔中，将脐带血清加至靠负极侧的孔中。将加样琼脂板置电泳槽上，抗原孔靠负极，抗体孔靠正极，用纱布条将琼脂板两端与电泳槽内缓冲液相连，接通电源，控制电压在 4~6V/cm（玻璃长度），或电流为 3~4mA/cm（玻璃长度），电泳 45~60 分钟。

## 实验结果

关闭电源后，取出琼脂板。在含 AFP 的脐带血清孔和 AFP 免疫血清孔之间可见白色沉淀线（图 1-2-4）。

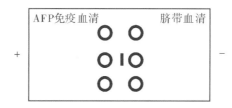

图 1-2-4　对流免疫电泳实验结果

## 注意事项

血清加样时避免污染，同时确保加样数量准确。

## 临床意义

对流免疫电泳试验操作简便、反应时间短、敏感性高、成本低廉，在临床上可用于各种蛋白的定性和半定量测定。

# 实验三　补体结合试验

补体是存在于正常人和动物血清与组织液中的一组经活化后具有酶活性的蛋白质，它是由 30 余种可溶性蛋白、膜结合蛋白和补体受体组成的多分子系统，故称为补体系统。本次试验为补体结合试验，是一种有补体参与，并以绵羊红细胞和溶血素（绵羊红细胞抗体）作为指示系统的血清学反应。本实验敏感性高、特异性强，在临床上可用于某些病毒感染、立克次体病及梅毒的辅助诊断。

## 实验目的

1. 熟悉　补体结合试验的原理。
2. 了解　补体结合试验的方法及应用。

## 基本原理

补体结合试验由两个系统与补体，共五种成分构成。两个系统指待检系统和指示系统，其中待检系统包括已知抗体或抗原，被检抗原或抗体；指示系统包括绵羊红细胞和溶血素。先使待检系统的抗原和抗体反应再加入补体，最后加入指示系统成分，作用一定时间后，观察结果。根据补体是否被结合来说明待检系统中的抗原与抗体是否特异性结合，而补体是否被结合则可通过指示系统是否溶血来证明。实验结果若不出现溶血，判为阳性，表示待检系统中的抗体和抗原特异性结合，两者结合后固定了补体，指示系统无补体结合，所以不发生溶血。反之则出现溶血现象，结果为阴性。

## 实验材料

（1）指示系统：溶血素（2U/0.25ml）、1%绵羊红细胞。
（2）待检系统：抗体（1 : 50 抗鸡卵白蛋白）、抗原（2U/0.25ml 鸡卵白蛋白）。
（3）补体：2U/0.5ml。
（4）7 支试管、吸管、生理盐水、水浴箱等。

## 实验方法

（1）取 7 支试管，依次编号。
（2）按表 1-3-1 进行操作。

表 1-3-1　补体结合试验操作程序（单位：ml）

| | 1 | 2 | 3 | 4 | 5 | 6 | 7 |
|---|---|---|---|---|---|---|---|
| 生理盐水 | — | 0.25 | 0.25 | 0.25 | 0.25 | 0.5 | 1.25 |
| 1∶50 抗鸡卵白蛋白 | 0.25 | 0.25 | 0.25 | 0.25 | — | — | — |
| 血清稀释度 | 1∶50 | 1∶100 | 1∶200 | | | | |
| 2U/0.25ml 鸡卵白蛋白 | 0.25 | 0.25 | 0.25 | — | 0.25 | | |
| 补体 | 0.5 | 0.5 | 0.5 | 0.5 | 0.5 | 0.5 | |
| 摇匀，37℃ | 30~45 分钟 | | | | | | |
| 溶血素 | 0.25 | 0.25 | 0.25 | 0.25 | 0.25 | 0.25 | — |
| 1% 绵羊红细胞 | 0.25 | 0.25 | 0.25 | 0.25 | 0.25 | 0.25 | 0.25 |
| 摇匀，37℃ | 15~30 分钟 | | | | | | |

## 实验结果

观察各试管溶血情况，根据溶血程度判定结果。第 4、5、6 试管均溶血，第 7 试管不溶血。第 1、2、3 试管为试验管，结果出现不溶血者为阳性。判断阳性的强弱，以 100% 不溶血为极强阳性；80% 不溶血为强阳性，50% 不溶血为阳性。若结果出现完全溶血者则为阴性。

## 注意事项

（1）注意反应条件，如反应温度、时间等。

（2）操作过程中严格执行无菌操作。

## 临床意义

补体结合试验在临床上常用于病原菌的检测，如用于检查梅毒的梅毒补体结合反应（瓦氏反应，Wassermann reaction），这是最常进行的补体结合试验。

# 实验四　免疫标记技术

## 一、免疫酶标记技术

免疫酶标记技术是一种用酶标记抗体（或抗原）检测特异性抗原（或抗体）的方法。它将抗原抗体反应的特异性与酶的高效催化作用相结合，通过酶作用于底物后显色来判定结果。本法灵敏度高，特异性强，可检测可溶性抗原或抗体，也可检测组织或细胞表面特异性抗原。免疫酶标记技术已成为目前使用最多的一类免疫学实验技术，应用范围遍及医学和生物学科的各个领域。

### （一）免疫组织化学技术（SABC- 过氧化物酶法测 TGF- β）

免疫组织化学技术（免疫组化）是免疫酶标记技术之一。免疫组织化学技术是应用抗原与抗体特异性结合的原理，检测组织细胞内多肽、蛋白质等大分子物质的分布。

## 实验目的

1. 熟悉　免疫组织化学技术的基本原理，免疫组织化学技术在临床中的应用。

2. 了解　免疫组织化学技术操作步骤。

## 基本原理

通过免疫学中抗原抗体结合反应，用特异性抗体（单克隆或多克隆）检测组织、细胞内相应的抗原物质，形成抗原 - 抗体复合物；此复合物上带有事先标记的过氧化物酶，通过过氧化物酶与相对应的底物反应进行检测，如酶底物显色反应可使之呈现某种颜色，从而可检测组织细胞内的抗原，以达到诊断、鉴别诊断和研究的目的。

## 实验材料

即用型 TGF-β 免疫组化试剂盒（SABC- 过氧化物酶法）（试剂盒内有免抗 TGF-β、生物素化山羊抗兔 IgG、5%BSA 封闭液、SABC 试剂等），病理切片（大鼠阿霉素肾病模型），枸橼酸盐缓冲液（pH 6.0，0.01mol/L），PBS 缓冲液（pH7.2~7.6，0.01mol/L），二甲苯，苏木素染液，无水乙醇，95% 乙醇，80% 乙醇，蒸馏水，3%$H_2O_2$，DAB 显色液（二氨基联苯胺），微量移液器，中性树胶，显微镜，电炉等。

## 实验方法

（1）病理切片用二甲苯常规脱蜡（3 个杯子，每杯 15 分钟），经无水乙醇洗去二甲苯（10 分钟），先后加入 95% 乙醇（10 分钟）、80% 乙醇（10 分钟），蒸馏水冲洗。

（2）3%$H_2O_2$（30%$H_2O_2$1 份和蒸馏水 9 份混合），室温 5~10 分钟以灭活内源性酶。蒸馏水洗 3 次。

（3）热修复抗原：将病理切片浸入枸橼酸盐缓冲液，用电炉加热至沸腾后断电，间隔 5~10 分钟（维持缓冲液体系的容积不变），重复 1~2 次。自然冷却，PBS 缓冲液冲洗后进行下一步（也可用高压蒸汽法修复）。

（4）滴加 5%BSA 封闭液，室温 20 分钟。甩去多余液体，不洗。

（5）滴加兔抗 TGF-β，37℃，1~2 小时。PBS 缓冲液洗 2 分钟，重复 3 次。

（6）滴加生物素化山羊抗兔 IgG，20~37℃，20 分钟。PBS 缓冲液洗 2 分钟，重复 3 次。

（7）滴加 SABC 试剂，20~37℃，20~30 分钟。PBS 缓冲液洗 5 分钟，重复 4 次。

（8）DAB 显色。室温下取 1ml 蒸馏水，加 DAB 显色液，暗环境下显色，镜下控制反应时间，5~30 分钟（一般 10 分钟）；或待镜下观察阳性细胞细胞质染色呈棕黄色，阴性细胞无色时,蒸馏水洗涤终止反应。

（9）苏木素染液轻度复染。

（10）常规脱水（低到高），透明，中性树胶封固。

（11）显微镜观察。

## 实验结果

TGF-β 抗原在肾小球细胞的细胞质中表达,细胞的细胞质染为棕黄色,为阳性结果。

## 注意事项

（1）实验出现假阳性:病理切片质量不佳,造成假象,如刀痕裂缝边缘的组织着色过深,不能作为判断阳性的依据。出血和坏死,红细胞的内源性过氧化物酶,坏死细胞释放的内源性过氧化物酶均可出现假阳性反应。抗体的交叉反应亦可引起假阳性。

（2）实验出现假阴性:固定时间过长,浸蜡、烤片温度过高,导致抗原丢失,无法补救。固定液不合适或浓度不对,容易导致固定不佳,最好使用10%中性福尔马林。抗体浓度过低,孵育时间太短,或孵育温度太低。缓冲液 pH 不正确等。

（3）DAB 有致癌性,操作过程中应严格按实验操作规则操作,DAB 用后不应随处丢弃。

## 临床意义

免疫组织化学技术特异性强、敏感度高、发展迅速、应用广泛,目前已成为生物学和医学众多学科的重要研究手段,尤其在肿瘤病理诊断中成为最重要的辅助手段之一。

### （二）酶联免疫吸附试验（ELISA）——双抗体夹心法测乙型肝炎病毒表面抗原

酶联免疫吸附试验（ELISA）是免疫酶标记技术之一。ELISA 是一种用酶标记抗原或抗体,在固相反应板上进行抗原抗体反应,通过酶催化底物显色测定抗原或抗体的方法。该法将抗原抗体反应的特异性与酶促反应的高效性和显色性有机地结合起来,ELISA 具有特异性强、敏感度高、操作简便、易于观察、易于标准化等优点。ELISA的反应类型较多,常用的有双抗体夹心法、间接法、竞争法等。本实验以检测乙型肝炎病毒表面抗原（HBsAg）的双抗体夹心法为例。

## 实验目的

1. 掌握 酶联免疫吸附试验的原理。

2. 熟悉 酶联免疫吸附试验的结果判定及应用。

3. 了解 酶联免疫吸附试验的操作方法。

## 基本原理

将抗体或抗原吸附到固相载体（聚苯乙烯微量反应板）孔表面，同时保持其免疫活性。将抗原或抗体与酶（辣根过氧化物酶）联结而制成酶标记抗原或酶标记抗体，同时保持其免疫活性和酶活性。将待检标本加入包被有已知抗体的聚苯乙烯微量反应板的孔中，使标本中的抗原与反应板孔表面的相应抗体结合，再加入酶标记抗体，形成已知抗体－标本中抗原－酶标记抗体复合物，最后加入酶的底物（邻苯二胺）。结合在复合物上的酶与相应底物反应形成有色的产物。可根据颜色深浅程度定量抗原。

## 实验材料

96孔聚苯乙烯微量反应板，碳酸盐缓冲液（pH 9.6，0.05mol/L），乙型肝炎病毒表面抗原免疫血清（抗－HBs），酶标记抗－HBs抗体，HBsAg阳性血清，待检样品，0.05%吐温－20磷酸缓冲液，邻苯二胺溶液，2mol/L硫酸溶液，生理盐水，微量移液器，酶标仪，37℃培养箱等。

## 实验方法

1. 用抗－HBs包被微量反应板　将0.2ml抗－HBs加入10ml包被碳酸盐缓冲液，按每孔0.1ml包被96孔聚苯乙烯微量反应板，4℃冰箱过夜。

2. 洗板　倒掉反应板孔中的液体，用洗涤液注满反应板孔，放置3分钟后弃去，如此反复清洗3次，最后在滤纸或纱布上将孔中剩余液体拍净。也可使用全自动洗板仪洗板。

3. 加待检样品　每板设一个阳性对照和一个阴性对照。阳性对照孔加HBsAg阳性血清，阴性对照孔加生理盐水，其余各孔均加待检样品。每孔加0.1ml，37℃培养箱温育1小时。

4. 洗板　操作同前。

5. 加酶标记抗－HBs抗体　将酶标记抗－HBs抗体0.2ml，加入0.05%吐温－20磷酸缓冲液8ml，混匀，每孔0.1ml，37℃培养箱温育1小时。

6. 洗板　操作同前。

7. 加底物　每孔加入邻苯二胺溶液0.1ml，37℃培养箱温育30分钟。

8. 终止反应　每孔加入2mol/L硫酸溶液0.1ml，终止酶反应。

9. 观察　观察显色情况或测定490nm的OD值。

## 实验结果

肉眼观察，阳性对照孔应呈现棕黄色，阴性对照孔无色。反应孔若出现棕黄色为阳性结果，反之为阴性。也可用酶标仪进行测量，打印OD值或阴性、阳性结果。

## 注意事项

（1）操作前按试剂说明书对实验条件有充分的了解，如环境温度、温育温度、温育时间、洗涤次数等。

（2）正确使用微量移液器，微量移液器应垂直加入标本或试剂，不可刮擦包被板底部。加样过程中避免液体外溅，血清残留在反应孔壁上，微量移液器吸头要清洗干净，避免污染，加样次序要与说明书一致，尽可能减少实验重复性误差。

（3）手工洗板时，加洗液时冲击力不可过大，洗涤次数应严格按说明书推荐的次数洗涤，洗板时间不可太长。避免洗液外溢其他反应孔以免造成孔间污染，出现假阴性或假阳性。

（4）要保证加液量一致，避免因加液量不准造成显色不统一，错误判断结果。

（5）加样的环境不可处于阳光直射的环境，显色要避光，加显色液量严格按说明书执行。

（6）ELISA试剂盒应妥善保存于4℃冰箱内，每次实验前先平衡至室温，试剂开启后要在1周内用完，剩余的试剂下次用时应先检查是否变质，不同批号的试剂不可交叉使用。

## 临床意义

ELISA特异性强、敏感度高、操作简便，常用于体液中的微量抗原或抗体检测，临床广泛应用于血清抗体、病毒和多种细菌等的检测。

## 二、免疫荧光技术

免疫荧光技术是将抗原抗体特异性结合与荧光标记技术结合起来研究特异蛋白抗原在细胞内分布的方法［常用荧光素为异硫氰酸荧光素（FITC）］。由于荧光素发出的荧光可在荧光显微镜下检出，从而可对抗原进行细胞定位。常用免疫荧光技术有直接免疫荧光技术和间接免疫荧光技术。本次试验介绍直接免疫荧光技术。

## 实验目的

1. 熟悉　直接荧光免疫技术的基本原理。
2. 了解　直接免疫荧光技术的临床意义。

## 基本原理

先在已知的抗体上标记荧光素制成荧光标记物，直接与相应抗原标本反应，使用荧光显微镜观察标本，荧光素受到显微镜激发光的照射而发出荧光（黄绿色或橘红色），当看到荧光及其位置，即可确定抗原的性质、定位等。免疫荧光技术操作简便、特异性高，但目前非特异性染色问题尚未完全解决，所以其灵敏度相对较差。

## 实验材料

荧光显微镜及影像采集系统，切片机，荧光素标记的抗体溶液，PBS 缓冲液（pH 7.4，0.01mol/L），甘油缓冲液（甘油 9 份 +pH 9.2 的 0.2mol/L 碳酸盐缓冲液 1 份配制），搪瓷盒，载玻片等。

## 实验方法

（1）滴加 PBS 缓冲液于待检标本切片上，10 分钟后弃去液体，使标本保持一定湿度。

（2）滴加适当稀释的荧光素标记的抗体溶液，使其覆盖标本，置于有盖搪瓷盒内，保温一定时间（室温，30 分钟为宜）。

（3）取出标本切片，置载玻片架上，先用 PBS 缓冲液冲洗后，再按顺序经过 PBS 缓冲液三缸浸泡，每缸浸泡 3~5 分钟。

（4）取出标本切片，用滤纸吸去多余水分，不可让标本切片完全干燥，加 1 滴甘油缓冲液，以载玻片覆盖。

## 实验结果

荧光显微镜下观察荧光的部位及强度。

–：无荧光。

±：极弱的可疑荧光。

+：荧光较弱，但清晰可见。

++：荧光明亮。

+++~++++：荧光闪亮。

当特异性荧光强度达"++"以上，而各种对照显示为"±"或"–"，即可判定结果为阳性。

## 注意事项

（1）对荧光素标记的抗体的稀释，要保证抗体蛋白有一定的浓度，一般稀释度不应超过 1：20，抗体浓度过低，会导致产生的荧光过弱，影响结果。

（2）染色的条件需要根据各种不同的标本及抗原而变化（详见说明书），染色时间一般为 30 分钟，染色温度多为室温，当温度超过 37℃可非特异性加强染色效果，低温染色过夜比室温 30 分钟效果好。

（3）通常情况下标本在高压汞灯下照射超过 3 分钟，就会发生荧光减弱现象，随着时间的延长，荧光强度会逐渐下降，所以经荧光染色的标本最好在当天检测观察。

## 临床意义

免疫荧光技术操作简便、特异性高，目前已广泛用作自身免疫性疾病、病毒、细菌和寄生虫等的检验诊断。

# 实验五　免疫器官形态学观察

免疫器官按其发生和功能不同，分为中枢免疫器官和外周免疫器官。中枢免疫器官包括胸腺和骨髓，是免疫细胞发生、分化和成熟的场所。外周免疫器官包括淋巴结、脾脏和黏膜相关淋巴组织等，是成熟淋巴细胞（T细胞、B细胞）定居、增殖及接受抗原刺激发生适应性免疫应答的部位。

## 实验目的

了解　小鼠胸腺及脾脏的位置及形态。

## 基本原理

小鼠是啮齿目中体形较小的动物，淋巴系统很发达，包括胸腺、脾脏、淋巴管、外周淋巴结及肠道派氏集合淋巴结。小鼠的胸腺和脾脏是研究T细胞和B细胞特性与功能最主要的材料来源。观察其组织结构、细胞数目及活性等，可进一步了解该机体的免疫状况。本实验通过解剖小鼠来观察胸腺、脾脏等免疫器官的形态和位置。

## 实验材料

（1）小鼠（昆明种）。

（2）来苏尔水溶液（浓度3%）。

（3）镊子，剪刀，小鼠解剖台等。

## 实验方法

（1）小鼠脱臼处死，投入盛有来苏尔水溶液的缸内，浸泡5分钟。取出小鼠，仰卧位置于小鼠解剖台上，使小鼠腹部朝上。

（2）用镊子提起小鼠耻骨处皮肤，用剪刀沿腹正中线剪开至下颌部，然后钝性分离皮肤，再把皮肤向四肢剪开。

（3）注意观察腹壁，用剪刀沿腹正中线自阴部至膈肌为止剪开，观察脾脏的位置及大小。观察后将脾脏完整取出，剪去脂肪及筋膜组织，吸干，称重，按下列公式计算脾脏指数：

脾脏指数（SI）=脾脏重量（mg）/小鼠个体重量（g）×10

（4）切开膈肌，剪断胸骨及两侧肋软骨，翻起胸骨，观察胸腺，胸腺位于小鼠胸骨后，心脏前上方，内有许多大淋巴细胞（即前胸腺细胞）及特定的上皮网状细胞（分泌胸腺激素）。观察后将胸腺完整取出，吸干，称重，按下列公式计算胸腺指数：

胸腺指数（TI）＝胸腺重量（mg）/ 小鼠个体重量（g）×10

（5）解剖结束后，按实验室要求处理动物。

## 实验结果

（1）操作应轻柔仔细，剥离胸腺时要特别小心，以保证两叶完整性。

（2）计算胸腺及脾脏指数时，尽量将胸腺及脾脏完整取出，并去掉其他组织，以利于准确计算。

## 注意事项

胸腺指数和脾脏指数是每10克体重脏器的重量（mg），其指数高低取决于胸腺和脾脏中淋巴细胞增殖的程度，可初步估计免疫功能的强弱，对于判断免疫功能的强弱具有一定的临床意义。

# 实验六 免疫细胞的分离与纯化（外周血单个核细胞的分离）

免疫细胞的分离是体外检测机体免疫细胞功能的基础。外周血中含有多种细胞成分，包括淋巴细胞、单核细胞、粒细胞、红细胞和血小板等。外周血单个核细胞（PBMC）主要指淋巴细胞和单核细胞，是免疫学实验最常用的细胞。外周血单个核细胞的分离是进行 T 细胞和 B 细胞分离与纯化的重要环节。一般常用的分离方法是密度梯度离心法。

## 实验目的

熟悉 外周血单个核细胞的分离技术。

## 基本原理

外周血单个核细胞（PBMC）的密度与血液中的其他成分不同。红细胞和粒细胞的密度较大，为 1.092 左右；淋巴细胞和单核细胞的密度为 1.076~1.090；血小板为 1.030~1.035。因此，利用一种密度为 1.076~1.090 而近于等渗的溶液（称为分层液）进行密度梯度离心，可使不同密度的细胞按其相应密度梯度分布，从而可将单个核细胞和其他血细胞分开。常用的分层液为聚蔗糖 – 泛影葡胺分层液（密度 1.077 ± 0.001）。

## 实验材料

（1）聚蔗糖－泛影葡胺（F–H）分层液（有成品供应，比重为 1.077 ± 0.001）、Hank's 液（无 $Ca^{2+}$、$Mg^{2+}$，pH 7.2~7.4）、肝素、台盼蓝染液、胎牛血清、RPMI–1640 培养液。

（2）水平离心机、试管、离心管、吸管、毛细吸管、注射器、显微镜、细胞计数板等。

## 实验方法

（1）采集静脉血 2ml 注入盛有肝素的试管中（每毫升全血用 0.1ml 125~ 250U/ml 肝素溶液抗凝），加盖后立即轻轻摇匀，使血液抗凝。

（2）用吸管加入等体积的 Hank's 液，使血液等倍稀释（可降低红细胞的凝聚，提高分离效果）。

（3）将 2ml F–H 分层液从管底加入离心管中，然后将离心管倾斜 45°，用毛细吸管吸取稀释血液，在距分层液界面上 1cm 处沿试管壁缓慢加至分层液上面（亦可将吸管嘴插入离心管底部，将分层液缓慢加在稀释血液的下面），应注意保持两者界面清晰，勿使血液混入分层液内。

（4）将离心管置水平式离心机内，在 18~20℃下离心（2000r/min）20 分钟，取出后可清楚看到管内容物形成不同层次的液体和细胞区带。上层为血浆（内含血小板），中间层为分层液，底层为红细胞和粒细胞，血浆层和分层液的界面处的白膜层为单个核细胞层。

（5）用毛细吸管轻轻插到白膜层，沿试管壁周缘吸取界面层单个核细胞，移入另一试管中。加 5 倍以上体积的 Hank's 液或含 10% 胎牛血清的 RPMI–1640 培养液混匀，离心（1500r/min）10 分钟，弃上清液，重复洗涤 2 次。

（6）最后一次弃去上清液后，加 0.4ml 含 20% 胎牛血清的 Hank's 液重新混匀细胞，取细胞悬液 1 滴置细胞计数板内计数，然后根据实验需要用 10% 胎牛血清的 RPMI–1640 培养液将细胞稀释至所需浓度，此即为单个核细胞悬液。

（7）细胞活力检测。取单个核细胞悬液 1 滴加 2% 台盼蓝染液 1 滴混匀，5 分钟后取样做湿片高倍镜检、计数。活细胞不着色，死细胞染成蓝色。计数 200 个细胞中着色的细胞数，求出活细胞的百分率。活细胞数应在 95% 以上。

## 实验结果

用本法分离单个核细胞的纯度可达 95%，细胞获得率达 80% 以上，细胞活性达 95% 以上。

## 注意事项

（1）与血液样品接触时应注意生物安全防护，避免血源性传染病。

（2）吸取单个核细胞时，可以先吸去上层的血浆、稀释液及血小板，再用另一支毛细吸管仔细吸取单个核细胞。

（3）细胞分层液的密度是影响分离效果的关键之一，最适密度在室温下应为 $1.077 \pm 0.001$，应避光 4℃冰箱保存，取出后逐渐升至室温后混匀，方可使用；使用中应避免细菌污染。

（4）离心时的温度对分离效果亦有影响，温度过低，淋巴细胞丢失增多，离心时间需适当延长；温度过高，增加红细胞凝聚，且影响淋巴细胞活性。离心时最适温度为 18~20℃。

F-H 分层液为密度梯度离心法最常用的分离液，其主要成分是聚蔗糖和泛影葡胺。聚蔗糖分子量为 40kD，具有高密度、低渗透压、无毒性的特点；常用的聚蔗糖溶液浓度为 6%，密度为 1.020。泛影葡胺用来增加密度，适量加入密度为 1.200、浓度为 34% 的泛影葡胺于聚蔗糖溶液中，配成密度为 $1.077 \pm 0.001$ 的分层液，称为淋巴细胞分层液，用于淋巴细胞的分离。

# 实验七　免疫细胞形态学观察

免疫细胞包括淋巴细胞（T 细胞、B 细胞等）、单核 - 巨噬细胞、树突状细胞、粒细胞、肥大细胞等，其中 T 细胞和 B 细胞被称为免疫活性细胞。本次实验重点介绍吞噬细胞的吞噬现象观察、E 花环形成试验、淋巴细胞转化试验。

## 实验目的

熟悉　吞噬细胞的吞噬现象观察的方法及意义，E 花环形成试验的操作步骤及临床意义，淋巴细胞转化试验的操作步骤及临床意义。

## 实验内容

（1）吞噬细胞的吞噬现象观察。

（2）E 花环形成试验。

（3）淋巴细胞转化试验。

## 一、吞噬细胞的吞噬现象观察

## 基本原理

体内具有吞噬功能的细胞群按其形态的大小分为两类：一类为大吞噬细胞，即组织中的巨噬细胞和血液中的单核细胞。它们对异物有吞噬和消化的功能，在机体非特异性免疫、特异性免疫和免疫调节中具有重要的作用，因此，通过测定吞噬细胞的吞噬作用可判断机体的免疫力。另一类为小吞噬细胞，即血液中的中性粒细胞。中性粒细胞的功能包括黏附、移动、吞噬、杀菌等，是机体天然免疫力的重要组成部分。

## 实验材料

（1）中性粒细胞吞噬葡萄球菌标本片。

（2）巨噬细胞吞噬鸡红细胞标本片。

（3）香柏油、显微镜、擦镜纸、二甲苯等。

## 实验方法

1. 中性粒细胞吞噬葡萄球菌镜下观察　油镜下寻找中性粒细胞，观察细胞质中有无吞噬的葡萄球菌。镜下可见染成紫色的细胞核及被吞噬的葡萄球菌，细胞质则为淡红色。

2. 巨噬细胞吞噬鸡红细胞镜下观察　在油镜下，鸡红细胞为淡红色、椭圆形、有核的细胞。而体积较大圆形或不规则的细胞，其表面有许多似毛刺状的小突起（伪足），细胞质中有数量不等的蓝色颗粒(为吞入的含台盼蓝淀粉形成的吞噬泡)即为巨噬细胞。可见有的鸡红细胞（一至多个）紧贴附于巨噬细胞的表面，有的巨噬细胞已将一至数个鸡红细胞部分吞入；有的巨噬细胞已吞入一个或数个鸡红细胞在胞质中刚刚形成椭圆形的吞噬泡。

## 实验结果

1. 中性粒细胞吞噬百分率　即 100 个中性粒细胞中吞噬有细菌的细胞数。中性粒细胞吞噬指数 =100 个中性粒细胞中所吞噬的细菌总数 /100。

2. 巨噬细胞吞噬百分率　即 100 个巨噬细胞中吞噬有鸡红细胞的细胞数，吞噬百分率正常值为 60% 左右。巨噬细胞吞噬指数 =100 个巨噬细胞中所吞噬的鸡红细胞总数 /100。

## 注意事项

镜下鸡红细胞呈橄榄球形，有清楚的细胞核，染色后清晰可见，注意与小白鼠的红细胞相区别。

## 临床意义

（1）吞噬百分率及吞噬指数对于临床诊断一些恶性肿瘤及免疫缺陷病有一定价值。

（2）吞噬百分率及吞噬指数可作为肿瘤放疗、化疗、免疫治疗疗效观察的参考指标。

（3）吞噬指数的动态观测对于判断肿瘤复发或转移有一定价值。

## 二、E 花环形成试验

### 基本原理

T 细胞表面有能够与绵羊红细胞（SRBC）表面糖肽结合的受体，称为 E 受体（CD2）。CD2 是一种糖蛋白，目前已证实 E 受体是人类 T 细胞主要的表面标志之一。当 T 细胞与 SRBC 混合后，SRBC 便黏附于 T 细胞表面，呈现花环状。通过花环形成检查 T 细胞的方法，称为 E 花环形成试验。根据花环形成的数量，可测算 T 细胞的数目。

### 实验材料

（1）瑞氏染色液。

（2）聚蔗糖 – 泛影葡胺（分层液）。

（3）Hank's 液（pH 7.2~7.4）。

（4）0.8% 戊二醛溶液（用 Hank's 液将戊二醛配成 0.8%，然后用 1mol/L NaOH 将 pH 调至 7.2~7.4）。

（5）肝素抗凝血 2ml。

（6）小牛血清（经 56℃ 30 分钟灭活后，灭活血清与 SRBC 按 2∶1 的比例混合，置 37℃ 30 分钟，离心，吸上清液备用）。

（7）1%SRBC 悬液（脱纤维的绵羊静脉血 100ml 加 Alsever 保存液 50ml，置 4℃ 冰箱保存。实验前以 Hank's 液洗 3 次，1500r/min，离心 10 分钟，弃上清液，将压积红细胞用 Hank's 液配成 1%SRBC 悬液，细胞浓度约为每毫升 $8 \times 10^7$ 个）。

### 实验方法

（1）采用聚蔗糖 – 泛影葡胺（分层液）密度梯度离心法分离淋巴细胞，计数后，用 Hank's 液配成每毫升 $8 \times 10^7$ 个细胞悬液。

（2）取细胞悬液 0.1ml，加入 1%SRBC 悬液 0.1ml 及小牛血清 0.05ml，混匀。

（3）37℃ 静置 5 分钟，500r/min 低速离心 5 分钟后，放入 4℃ 冰箱 2 小时或过夜。

（4）取出试管，吸取上清液，加 0.8% 戊二醛溶液 1 滴，轻轻旋转混匀，置 4℃ 冰箱固定 15 分钟。

（5）取出试管后，轻轻旋转试管，使沉淀细胞重新悬浮；取 1 滴涂片，自然干燥后，瑞氏染色，高倍镜下观察。

### 实验结果

计数 200 个淋巴细胞，凡结合 3 个 SRBC 或以上者为 E 花环阳性细胞，按下列公式计算 E 花环形成率：

$$E 花环形成率（\%）= \frac{形成花环细胞数}{形成花环细胞数 + 未形成花环细胞数} \times 100\%$$

正常参考值（$\bar{x} \pm SD$）:EtRFC    64.4 ± 6.7%；

                              EaRFC    23.6 ± 3.5%。

## 注意事项

（1）全部试验必须在室温（16~23℃）下进行。

（2）最好用新鲜的 SRBC，保存于 Alsever 液中的 SRBC 2 周内可以用，超过 2 周 SRBC 与淋巴细胞的结合能力下降。

（3）从采集血液到实验测定，不许超过 4 小时，否则 SRBC 受体会自行脱落。试验中活细胞不少于 95%。

（4）计数前应将沉于试管底的细胞予以重悬，但只宜轻缓旋转试管，使细胞团块松开即可，不能过猛或强力吹打，否则花环会消失或减少。

## 临床意义

E 花环形成试验在临床上主要用于外周血 T 细胞数量、功能的检测。

## 三、淋巴细胞转化试验

### 基本原理

T 细胞在体外培养过程中，如果受到有丝分裂原受体如植物血凝素（PHA）等刺激后，会转化为体积较大的母细胞，细胞质增多且深染，细胞核增大并可见核仁，同时部分细胞可出现有丝分裂，通过计数转化细胞的百分率可在一定程度上反映体内 T 细胞的免疫功能。

### 实验材料

（1）吉姆萨染液。

（2）固定液（甲醇与冰醋酸按 9∶1 混合即可）。

（3）RPMI-1640 细胞培养液（完全细胞培养液）。

（4）植物血凝素（使用 RPMI-1640 培养液配成 1000μg/ml）。

（5）$NH_4Cl$（8.5g/L）。

（6）显微镜、离心机、二氧化碳培养箱、细胞计数器等。

（7）肝素抗凝血。

### 实验方法

（1）将肝素抗凝血 0.1ml 加入 RPMI-1640 细胞培养液 1.8ml 中，同时加入植物血凝素

0.1ml，对照管不加植物血凝素，将细胞置于 5% $CO_2$、37℃培养箱中培养 3 天，每天振摇 1 次。

（2）培养结束时弃去大部分上清液，加入 $NH_4Cl$（8.5g/L）4ml 混匀，置于 37℃水浴 10 分钟。

（3）2500r/min 离心 10 分钟后弃上清液，沉淀后加固定液 5ml、温室固定 10 分钟。

（4）2500r/min 离心 10 分钟后弃上清液，留 0.2ml 沉淀细胞制片，迅速吹干。

（5）吉姆萨染液染色 10~20 分钟，水洗，干燥。

（6）油镜计数 200 个淋巴细胞中转化的细胞数，计算转化率。

## 实验结果

（1）淋巴母细胞的形态学标准是细胞核的大小，细胞核与细胞质的比例，细胞质染色性及细胞核的构造、核仁的有无。可以见到以下几种类型细胞。

1）成熟的小淋巴细胞：其与未经培养的小淋巴细胞大小一样，为 6~8μm，细胞核染色致密，无核仁，细胞核比细胞质比例大，细胞质染色为轻度嗜碱性。

2）过渡型淋巴细胞：体积要比小淋巴细胞大，为 10~20μm，细胞核染色致密并出现核仁，这是与成熟小淋巴细胞的区别要点。

3）淋巴母细胞：细胞体积明显增大，为 20~30μm，细胞形态不整齐，常有小突出，细胞核变大，核染色疏松，有核仁 1~2 个，细胞质变宽并出现细胞质空泡。

（2）淋巴细胞转化率的计算。计数 200 个淋巴细胞，算出百分率：

$$淋巴细胞转化率 = \frac{转化的淋巴细胞数}{转化的淋巴细胞数 + 未转化的淋巴细胞数} \times 100\%$$

转化的淋巴细胞包括淋巴母细胞和过渡型淋巴细胞，未转化的淋巴细胞指的是成熟的小淋巴细胞。在正常情况下，植物血凝素诱导淋巴细胞转化率为 60%~80%，如为 50% ~60% 则偏低，50% 以下则为降低。

## 注意事项

（1）小牛血清用前需灭活。

（2）RPMI-1640 细胞培养液成分对转化率影响较大（实验前调至含小牛血清 10%、谷氨酰胺 30g/L、链霉素 100μg/ml、青霉素 100U/ml，并将 pH 调至 7.2~7.4），注意其有效期。

（3）培养时要保证有足够的气体，一般 10ml 培养瓶内液体总量不要超过 2ml。

（4）实验过程中要严格无菌操作，防止污染。

## 临床意义

淋巴细胞的转化情况可反应机体的细胞免疫水平。淋巴细胞转化率降低表示细胞免疫水平低下，可见于恶性肿瘤、淋巴瘤、淋巴肉芽肿、重症真菌感染、重症结核等。此外，本试验还可帮助观察疾病的疗效和预后，经治疗后转化率由低值转变为正常者表示预后良好，反之则预后不良。

# 实验八　淋巴细胞功能检测

## 一、特异性 CTL 功能检测

### 实验目的

1. 熟悉　特异性 CTL 功能检测的操作及原理。
2. 了解　特异性 CTL 功能检测的临床意义。

### 基本原理

细胞毒性 T 细胞（CTL）是 T 细胞经靶细胞抗原在体内或体外刺激后所产生的一种效应 T 细胞。当再次与靶细胞抗原接触时，可表现出破坏、溶解靶细胞的特性。这种特性称为淋巴细胞参与的细胞毒性（LMC），测定 LMC 的方法称为 LMC 试验。

CTL 杀伤相应的靶细胞，可通过形态学检查法和同位素标记法测定其杀伤活性，其中形态学检查法是用显微镜计数残留的靶细胞数，计算淋巴细胞对靶细胞生长的抑制率。本节主要介绍同位素标记法，以 $^{51}Cr$ 释放试验为例。铬酸钠（$N_2{}^{51}CrO_4$）中六价铬被活细胞摄取后，可与细胞质内的大分子物质（如蛋白质）结合，使靶细胞被标记。当标记 $^{51}Cr$ 细胞受到损伤或死亡后，以三价铬的形式被溶解的细胞释放出来。用 $^{51}Cr$ 标记靶细胞，将靶细胞和活化的 CTL 混合反应后，通过检测被 CTL 所杀伤的靶细胞释放到培养上清液中 $^{51}Cr$ 的放射计数率（cpm）即可判断 CTL 的杀伤活性。

### 实验材料

（1）靶细胞（K562 细胞）。

（2）效应细胞（诱导产生的 CTL），对照效应细胞（未致敏的脾细胞）。

（3）10% FCS-RPMI 1640 培养液。

（4）有丝分裂原（1mg/ml ConA，溶于 PBS）。

（5）1Mci/ml $Na_2{}^{51}CrO_4$，溶于等渗缓冲液。

（6）96 孔培养板、112μm 孔径筛网、微量加样器、5% $CO_2$ 培养箱、2% TritonX-100、$^{51}Cr$ 计数管、小玻璃管、γ 计数器等。

## 实验方法

（1）制备靶细胞

1）收集对数生长期的靶细胞，用 10% FCS-RPMI 1640 培养液调整细胞浓度为 $5 \times 10^7$/ml，取 1ml 室温 1200r/min，离心 5 分钟，弃上清液。

2）轻悬细胞，加 1Mci/ml $Na_2^{51}CrO_4$ 0.2ml 及 10% FCS-RPMI 1640 培养液 20μl。轻轻混匀，37℃，5% $CO_2$ 培养箱孵育 1~2 小时。

3）用 10% FCS-RPMI 1640 培养液将靶细胞洗 2~3 次，重悬靶细胞，调整细胞浓度为 $1 \times 10^5$/ml。

（2）制备效应细胞：淋巴细胞经有丝分裂原刺激培养 5 天获效应 CTL，调整效应细胞浓度为 $1 \times 10^6$/ml。

（3）96 孔培养板每孔加入 CTL 100μl，设 3 个复孔，每孔加靶细胞 100μl，1200r/min，离心 30 秒，以促进效应细胞与靶细胞之间的接触。37℃，5% $CO_2$ 培养箱孵育 3~5 小时。另设只含 100μl 标记靶细胞的空白孔 2 孔，其中一孔加 10% FCS-RPMI 1640 培养液 100μl 作为自然释放对照孔，一孔加 2% TritonX-100 100μl 作为最大自然释放对照孔。

（4）培养结束后，1200r/min，离心 5 分钟，收集每孔上清液 100μl 于小玻璃管中，用 γ 计数器测上清液的 cpm 值。

## 实验结果

按下式计算杀伤效应：

$$^{51}Cr \text{ 特异性释放（\%）} = \frac{\text{实验孔 cpm} - \text{自然释放对照孔 cpm}}{\text{最大释放对照孔 cpm} - \text{自然释放对照孔 cpm}} \times 100\%$$

备注：实验孔 cpm 为三孔 cpm 的均值。

## 注意事项

（1）靶细胞应为对数生长期细胞，用台盼蓝染色法检测靶细胞的存活率（应 > 95%）。标记后的自然释放率应 <15%。

（2）$^{51}Cr$ 半衰期为 28 天，标记时总体积应较小（0.05~0.1ml），$^{51}Cr$ 标记后的靶细胞应尽快加入效应细胞中。与效应细胞作用时间也不宜过长，因为随时间的延长，死细胞增多，自然释放率也随之增高。

（3）效靶细胞比率一般选择（50~100）:1。效应细胞与靶细胞在室温下就能很好结合，但靶细胞的裂解必须在 37℃。孵育时间与效应细胞的活性和靶细胞自发 $^{51}Cr$ 释放水平有关，因此应进行预实验加以确定。

（4）使用 $^{51}Cr$ 溶液或 $^{51}Cr$ 标记细胞时，应严格遵守同位素操作条例。

（5）$^{51}$Cr 释放法的最大问题是靶细胞在无 CTL 存在时的 $^{51}$Cr 自发释放。通常在 3~4 小时的实验中，自发释放约为最大释放的 5%~30%。自发释放必须小于最大释放的 30%，实验才成为可行。减少自发释放的措施包括：①缩短实验时间。②选用敏感的靶细胞，缩短标记时间。③应保证标记细胞最后一次洗涤的游离 $^{51}$Cr 最大释放率低于 5%。④除进行细胞表面修饰（如标记 TNP）外，靶细胞悬液中均应加入外源蛋白，如 FCS。⑤对靶细胞的操作要轻柔。

### 临床意义

本实验是评价机体抗原特异性 CTL 活性的一个指标，特别是测定肿瘤患者 CTL 杀伤肿瘤细胞的能力，常作为判断预后和观察疗效的指标之一。也可为肿瘤的免疫治疗提供新的方法和思路。

## 二、B 细胞抗体形成功能检测（溶血空斑试验）

### 实验目的

1. 熟悉　B 细胞抗体形成功能检测的操作及原理。
2. 了解　B 细胞抗体形成功能检测的临床意义。

### 基本原理

溶血空斑试验又称 PFC 测定技术，它是在体外检查和计数产生 IgM 或其他类型 Ig 的抗体生成细胞的一类试验。通常是用绵羊红细胞经腹腔免疫小鼠，3~5 天后取脾脏，制成脾细胞悬液与相应数量的绵羊红细胞（指示细胞）和补体混合，注入载玻片小室内，经 37℃培养箱培养后，单个散在抗体生成细胞释放抗体，抗体与周围的绵羊红细胞（抗原）结合，并在补体参与下，使绵羊红细胞溶解，结果在抗体生成细胞周围形成肉眼可见的圆形透明溶血区——溶血空斑。计算空斑数目，即可推算脾脏内存在的抗体生成细胞的总数。本试验可作为判断机体体液免疫状态的指标，研究免疫增强和抑制药物对机体免疫功能的影响等特异性指标。具有特异性高，筛检力强，可直接观察等特点。PFC 测定技术目前所用的方法有：琼脂固相法、单层细胞法、小室液相法。下面介绍小室液相法。

### 实验材料

（1）解剖器械包括眼科剪，眼科镊，平皿，100 目不锈钢网，小玻璃漏斗，100 目尼龙布。

（2）试管，吸管。

（3）载玻片（双面胶条制成小室）。

（4）石蜡盘，酒精灯。

（5）微量移液器及塑料头。

（6）小鼠。

（7）5%和15%绵羊红细胞（SRBC）悬液，新鲜豚鼠血清，Hank's液（含5%新生小牛血清）。

## 实验方法

1. 免疫小鼠及脾细胞悬液的制备　用5%SRBC悬液0.4ml（约$4 \times 10^8$个）注射于小鼠腹腔，4天后拉脱颈椎处死，取出小鼠脾脏放在已加入5ml Hank's液的平皿中，用100目不锈钢网研磨后，经100目尼龙布过滤放入试管中，1000r/min，离心5分钟，洗2次，将沉淀的脾细胞重悬于4ml Hank's液中，细胞计数，配成$1 \times 10^7$/ml细胞浓度的脾细胞悬液。

2. 补体制备　新鲜豚鼠血清，在4℃冰箱内与绵羊红细胞混合30分钟，然后重新分离获取血清，用Hank's液配成1：（2~4）。

3. 15% SRBC悬液　取SRBC，用生理盐水洗3次（每次1500r/min，离心10分钟），最后一次以2500r/min离心15分钟，取SRBC配成15% SRBC悬液。

4. 载玻片小室的制作　取洁净（无油）的载玻片，按下图（图1-8-1）粘三条透明胶带，在胶带上薄涂一层凡士林（勿涂到小室内），然后用镊子取两个盖片，分别放在其上，制成两个小室。用镊子尾端将盖片压平贴牢（保持小室一定体积）。用凡士林将盖片底端（其中的任一端）封住，顶端注入细胞混合液。

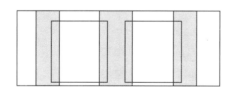

图1-8-1　载玻片小室示意图

5. 加样

| | |
|---|---|
| $1 \times 10^7$/ml脾细胞悬液 | 0.2ml |
| 15% SRBC | 0.2ml |
| 补体〔1：（2~4）稀释〕 | 0.2ml |
| Hank's液 | 1ml |

混匀，用100μl的微量加样器吸取被检细胞悬液，于小室开口一端轻轻将液体注满小室（勿使气泡产生，勿使液体外溢），记录实际注入的细胞悬液微升数（约70μl），每个样品注2个小室，取其平均值。然后以凡士林或石蜡封口，放于37℃培

养箱内 1~1.5 小时，取出观察结果。

## 实验结果

（1）肉眼观察空斑，计数 1 个小室出现的溶血空斑数。对模糊不清的空斑，可放在低倍镜下观察。真正的溶血空斑，中心有 1 个淋巴细胞，周围为透明区。

（2）计算全脾中抗体产生细胞数。

全脾中抗体产生细胞数可按照下述公式计算：

抗体产生细胞数 = 脾细胞悬液总毫升数 / 注入小室内的脾细胞毫升数 × 标本空斑数

## 注意事项

（1）小室注入液体不能留有气泡。

（2）小室边缘须用凡士林、石蜡封严。

（3）放于 37℃温箱培养时必须放平，不可倾斜。

## 三、NK 细胞活性测定

## 实验目的

1. 熟悉　NK 细胞活性测定的操作及原理。

2. 了解　NK 细胞活性测定的临床意义。

## 基本原理

NK 细胞即自然杀伤细胞，是一类能非特异地杀伤肿瘤细胞、病毒的细胞，甚至能杀伤某些正常细胞的淋巴样细胞。它无须预先致敏，也不需要抗体的参与。NK 细胞在杀伤靶细胞时不受 MHC 限制，与特异性 CTL 的识别机制不同。在抗肿瘤、抗病毒感染及免疫调节等方面发挥着重要作用。

本次测定 NK 细胞的活性是采用非同位素的方法。非同位素的方法有乳酸脱氢酶释放法及台盼蓝染色法，本次实验主要介绍台盼蓝染色法。

## 实验材料

（1）靶细胞（用 K562 细胞制备）。

（2）RPMI 1640 培养液，按说明配制。

（3）0.5% 台盼蓝染液、等渗盐水。

（4）超净台、倒置显微镜、水浴箱、离心机、计数板、小鼠、手术剪和镊子等。

## 实验方法

（1）制备靶细胞：取传代 24 小时 K562 细胞，用 RPMI 1640 培养液调至所需浓度。

（2）制备效应细胞：拉颈处死小鼠，无菌取脾脏，用镊子捣碎，悬于2ml培养液中，静置5分钟，取无沉渣液，或直接用纱布过滤，1500r/min离心10分钟，弃上清液，用3ml无菌蒸馏水崩解红细胞，40秒后用等渗盐水恢复等渗，2000r/min离心10分钟，弃等渗盐水，用等渗液调至所需浓度。

（3）取效应细胞和靶细胞各100μl，加入试管中（一般效靶比为50∶1或100∶1以上），用RPMI 1640培养液补至1ml，此为试验试管；另设对照试管（仅有效应细胞和PBS或靶细胞和PBS）置37℃水浴2小时。加1滴0.5%台盼蓝染液染色，立即观察结果。

## 实验结果

（1）死细胞呈蓝色，肿胀变大，失去光泽性。

（2）NK细胞杀伤百分率。

镜下计数200个靶细胞，求出死细胞百分率：

$$杀伤百分率（\%）= \frac{死细胞数}{200个靶细胞} \times 100\%$$

## 注意事项

（1）需用状态良好的靶细胞，一般传代时间超过两个月的K562细胞应弃去，再重新复苏。

（2）效靶细胞混合要充分。

（3）实验中必须设置对照管。

（4）效靶比例要适当，避免出现假阳性。

（5）实验所用台盼蓝浓度不能过高，染色时间不宜过长，以防造成细胞死亡，影响实验的精确性。

# 实验九　超敏反应（Ⅰ型超敏反应）

超敏反应是指机体初次接受某些特定抗原物质刺激后，再次接受相同抗原刺激时，发生的一种以机体生理功能紊乱和组织细胞损伤为主的特异性免疫应答。超敏反应分四型，以Ⅰ型超敏反应临床最常见。本实验重点介绍豚鼠过敏反应（Ⅰ型超敏反应）。

## 实验目的

掌握　豚鼠过敏反应（Ⅰ型超敏反应）的发生过程和机制。

## 基本原理

豚鼠过敏反应为Ⅰ型超敏反应，其先以变应原刺激豚鼠，使之产生特异性IgE，IgE吸附于肥大细胞和嗜碱性粒细胞表面，当再次接触相同的变应原时，该变应原与吸附在细胞表面的IgE特异性结合，导致细胞脱颗粒而释放出组胺等活性物质，产生过敏性休克。

## 实验材料

（1）1∶10稀释的马血清、1∶10稀释的鸡血清、健康豚鼠（体重290g左右）、2%碘酊、75%乙醇。

（2）注射器、酒精棉球、无菌棉签、解剖手术刀、剪刀、镊子。

## 实验方法

1. 致敏　取甲、乙两只豚鼠，用2%碘酊和75%乙醇消毒注射部位，分别于两豚鼠皮下或腹腔注射1∶10稀释的马血清0.1ml。

2. 发敏　经过2~3周后，将两豚鼠心脏处消毒，于豚鼠甲（实验鼠）心内注射1∶10稀释的马血清0.5~1.5ml，于豚鼠乙（对照鼠）心内注射1∶10稀释的鸡血清0.5~1.5ml。

3. 观察　注射后，1~5分钟观察动物的状态。

## 实验结果

（1）豚鼠甲注射马血清后立即出现不安、竖毛抓鼻、打喷嚏等现象，继而出现大小便失禁、痉挛性跳跃、呼吸困难等严重过敏性休克症状，甚至窒息死亡。豚鼠乙无异常表现，活动正常。

（2）将两豚鼠解剖观察，可见豚鼠甲嘴唇发绀，心脏仍在跳动，但肺脏体积比豚鼠乙明显增大，表面苍白，边缘钝圆，呈现明显的肺气肿。豚鼠乙肺脏无异常改变。

## 注意事项

（1）致敏途径可采用腹腔或皮下注射，注射2~3周后，动物即可达到高敏状态。

（2）致敏途径应采用静脉或心内注射，使抗原物质快速进入血液，引起明显的过敏反应。

# 实验十　抗体制备技术（多克隆抗体制备）

抗体是机体B细胞在抗原刺激下活化增殖转化为浆细胞所产生的特异性免疫球蛋白，其根据重链稳定区的分子结构与抗原性的不同，可分为五类，即IgG、IgM、IgA、IgD与IgE。

抗体在临床免疫学诊断、防治及科研工作中具有广泛的用途，常需大量人工制备，如多克隆抗体、单克隆抗体、基因工程抗体和纳米抗体等。本章简要介绍多克隆抗体的制备方法和应用。

## 实验目的

1. 熟悉　制备多克隆抗体的基本方法。
2. 了解　多克隆抗体的应用。

## 基本原理

抗原分子通常具有多个表位，动物免疫后可刺激多种具有相应抗原受体的 B 细胞发生免疫应答，因而可产生多种针对抗原不同表位的抗体。这些由不同 B 细胞克隆产生的抗体称为多克隆抗体（PcAb）。本实验以伤寒杆菌多克隆抗体为例介绍多克隆抗体制备技术。伤寒杆菌"O""H"抗原是常用于临床诊断和实验室分型鉴定的抗原。"O"抗原是伤寒杆菌细胞壁特异多糖，理化性质稳定。"H"抗原是伤寒杆菌鞭毛蛋白质成分，理化性质不稳定，经甲醛固定后可成为遮盖菌体成分的表面抗原。利用上述特性制备伤寒杆菌"O"和"H"抗原，分别免疫动物后，即可获得抗伤寒杆菌"O""H"抗原的多克隆抗体。

## 实验材料

（1）菌种：伤寒杆菌。

（2）实验动物：家兔（2.5kg）若干只。

（3）0.4% 甲醛生理盐水、生理盐水、碘酊、酒精棉球、0.01% 硫柳汞、普通培养基等。

（4）平皿、克氏培养瓶、37℃培养箱、MC Farland 比浊管、试管、吸管、注射器、无菌三角瓶、针头及水浴箱等。

## 实验方法

（1）伤寒杆菌培养：制备普通固体培养基（普通平板和克氏培养瓶）和普通液体培养基。将伤寒杆菌划线接种于普通平板上，37℃培养24小时后挑选光滑型菌落接种于液体培养基中培养8小时后转种于克氏培养瓶中，再置37℃增菌培养24小时，分别供制备"O""H"抗原菌液用。

（2）伤寒杆菌"H"抗原制备：用适量 0.4% 甲醛生理盐水冲洗刮下增菌培养后的菌苔，移入无菌三角瓶，置4℃冰箱4天固定杀菌。经普通液体培养基培养检验无活菌后，用生理盐水对照 MC Farland 比浊管将其稀释成 5 亿 ~10 亿 /ml 的 H 抗原（菌液），4℃冰箱保存备用。细胞比浊方法见表 1–10–1。

表 1–10–1　MC Farland 比浊管组成及相应菌数表

| 管号 | 1 | 2 | 3 | 4 | 5 | 6 | 7 | 8 | 9 | 10 |
|---|---|---|---|---|---|---|---|---|---|---|
| 1% 氯化钡（ml/ 支） | 0.1 | 0.2 | 0.3 | 0.4 | 0.5 | 0.6 | 0.7 | 0.8 | 0.9 | 1.0 |
| 1% 硫酸（ml/ 支） | 9.9 | 9.8 | 9.7 | 9.6 | 9.5 | 9.4 | 9.3 | 9.2 | 9.1 | 9.0 |
| 相应菌数（亿 /ml） | 3 | 6 | 9 | 12 | 15 | 18 | 21 | 24 | 27 | 30 |

（3）伤寒杆菌"O"抗原制备：用适量生理盐水冲洗刮下菌苔，移入三角瓶，100℃水浴2小时杀菌，经检验无活菌后再用生理盐水按上法稀释成5亿~10亿/ml的"O"抗原（菌液），4℃冰箱保存备用。

（4）免疫动物：①选择2.5kg的健康家兔，耳静脉抽少量血液分离血清，检测有无与伤寒杆菌相关的抗体。②将适合的家兔分成两组，按表1-10-2程序分别用伤寒"H"和"O"抗原进行免疫注射。③末次注射后1周试血，从兔耳静脉抽少量血液分离血清，与相应菌液做试管凝集反应，若抗体效价达到1：1280以上，即可收取血清。若抗体效价偏低，可再用相应抗原3ml强化免疫1~2次后收取血清。

表1-10-2 伤寒杆菌"H"和"O"抗原免疫家兔程序

| 免疫日程（d） | 1 | 5 | 10 | 15 |
|---|---|---|---|---|
| "H"抗原耳静脉注射量（ml） | 0.5 | 1.0 | 2.0 | 3.0 |
| "O"抗原耳静脉注射量（ml） | 0.5 | 1.0 | 2.0 | 3.0 |

（5）收取免疫血清：收取免疫血清采用兔心脏采血。兔左侧胸部剪去被毛，消毒，从左前腋水平向上2~2.5cm（3~4肋间），可摸到心脏跳动，即为体表进针点，但不可于心脏跳动最明显处为进针点，因为从体表感到心跳最明显处为心尖而非心室，进针后针头偏向胸骨并与水平面呈45°，当深入约3.5cm可抽血。

将采集的血液置37℃培养箱1小时，再放入4℃冰箱过夜，待血凝块收缩后吸出血清，经2000r/min离心20分钟除去沉淀的红细胞，56℃水浴30分钟灭活补体，测血清效价后加0.01%硫柳汞防腐，密封分装，低温保存备用。

## 实验结果

参照实验一（试管凝集试验）。

## 注意事项

细菌接种严格执行无菌操作。

## 注意事项

（1）预防、治疗感染性疾病（特异性较差，可发生超敏反应）。
（2）临床诊断。

# 实验十一　免疫生物制品示教

用于人工主动免疫的疫苗及人工被动免疫的免疫血清、免疫分子和免疫细胞制剂，以及诊断用的制剂统称为免疫生物制品。免疫生物制品主要分为三类，即预防接种制剂、诊断制剂和治疗制剂。

## 一、预防接种制剂

1. 疫苗类（由病原微生物制备的人工主动免疫制剂）

（1）灭活疫苗：伤寒疫苗、百日咳疫苗、狂犬疫苗、流感疫苗、乙型脑炎疫苗等。

（2）减毒活疫苗：卡介苗（BCG）、脊髓灰质炎疫苗、麻疹疫苗。

（3）亚单位疫苗：流脑多糖疫苗、肺炎球菌多糖疫苗、流感亚单位疫苗等。

（4）基因工程疫苗：①重组抗原疫苗：乙型肝炎疫苗（重组乙型肝炎病毒表面抗原）、口蹄疫疫苗和莱姆疫苗等。②重组载体疫苗：甲型和乙型肝炎疫苗、麻疹疫苗、单纯疱疹疫苗等（载体是痘苗病毒）。

2. 类毒素类（由细菌外毒素制备的人工主动免疫制品）　白喉类毒素、破伤风类毒素、肉毒类毒素。

3. 混合制品类（病原菌疫苗和类毒素混合在一起制成的人工主动免疫制品）　百日咳、白喉、破伤风联合疫苗（DTP），麻疹、流行性腮腺炎、风疹联合疫苗（MMR）等。

## 二、诊断制剂

1. 体外诊断制剂　由特定抗原、抗体或有关生物物质制成的免疫诊断试剂或诊断试剂盒，如伤寒、副伤寒、变形杆菌（OX19、OX2、OXK）诊断菌液，沙门氏菌属诊断血清，HBsAg酶联免疫诊断试剂盒等，用于体外免疫诊断。

2. 体内诊断制剂　由变应原或有关抗原材料制成的免疫诊断试剂，如卡介苗纯蛋白衍生物（BCG-PPD）、布氏菌纯蛋白衍生物（RB-PPD）、锡克试验毒素、单克隆抗体等，用于体内免疫诊断。

## 三、治疗制剂

1. 抗毒素（应用类毒素免疫动物而获得的人工被动免疫制剂）　白喉抗毒素、破伤风抗毒素、狂犬病抗毒素等。

2. 其他血清制剂　丙种球蛋白、胎盘球蛋白、抗淋巴细胞血清等。

3. 免疫细胞或免疫分子制剂　造血干细胞、干扰素（IFN）、转移因子（TF）、胸腺素，白细胞介素（IL）等。

# 第二篇　医学免疫学学习纲要

医学免疫学是医学专业学生的一门必修的基础医学课程。医学免疫学主要研究人体免疫系统的组成与功能，以及各类免疫应答发生、发展的规律及其在疾病诊断和防治中的应用。医学免疫学具有高理论、高技术、多边缘、多交叉的特点，广泛渗透到基础医学、临床医学乃至生命科学的各个领域。通过该课程教学能使学生掌握医学免疫学的基本概念、原理及其应用，为今后进一步学习其他医学学科与临床知识，特别是免疫性疾病的诊断、预防和治疗打下基础。

学习纲要所列理论课内容都是要求学生学习的，其中掌握内容，要求学生牢记并能自由表达，还能应用这些理论解释有关生理现象以及应用于后续课程；熟悉内容，要求学生理解并记忆；了解内容，要求学生对此内容有一些初步印象。

## 一、绪　论

1. 学习内容　免疫的概念与功能、免疫系统的组成与功能、免疫学发展简史及其在生命科学中的地位。

2. 学习目标

掌握：免疫、免疫学及免疫功能的基本概念。

熟悉：免疫系统的组成、固有免疫和适应性免疫的意义、特征及其相互关系。

了解：免疫学发展简史及其在生命科学中的地位。

## 二、抗　原

1. 学习内容　抗原的概念、特性、分类，抗原决定簇概念，交叉反应及其在临床的意义，医学常见重要抗原。

2. 学习目标

掌握：抗原的概念（广义、狭义）及其基本特性，半抗原、免疫原和抗原决定簇的定义。TD 抗原和 TI 抗原的概念。

熟悉：决定抗原免疫原性和特异性的主要因素，交叉反应及其在临床的意义。

了解：T 细胞抗原表位和 B 细胞抗原表位的差异以及与 TD 抗原的关系，常用的非特异性免疫刺激剂（佐剂、有丝分裂原、超抗原）的概念、种类、机制和生物学意义。

# 三、免疫球蛋白

1.学习内容 抗体的概念，免疫球蛋白的概念，免疫球蛋白的结构，各类免疫球蛋白的特性和功能，人工制备抗体的类型。

2.学习目标

掌握：抗体的概念，免疫球蛋白的概念，免疫球蛋白的结构，五类免疫球蛋白的特性与功能。

熟悉：免疫球蛋白的酶解片段及其主要生物学功能。

了解：抗体异质性，免疫球蛋白理化特性，编码基因及其多样性产生机制。人工制备抗体的种类和特点。

# 四、补体系统

1.学习内容 补体系统的组成、命名、理化性质，补体系统的激活与调节，补体系统的生物学活性，补体系统异常与临床常见病。

2.学习目标

掌握：补体系统的组成，基本特征和生物学功能。

熟悉：补体系统活化的过程、特点及不同激活途径的异同点。

了解：补体系统激活的调节，补体系统异常与临床常见病。

# 五、细胞因子

1.学习内容 细胞因子的概念，细胞因子的共性，细胞因子的生物学功能。

2.学习目标

掌握：细胞因子的概念，主要细胞因子的生物学功能。

熟悉：细胞因子的共性。

了解：细胞因子与临床疾病的关系。

# 六、白细胞分化抗原和黏附分子

1.学习内容 白细胞分化抗原和黏附分子的概念及功能。

2. 学习目标

掌握：白细胞分化抗原、CD 抗原、细胞黏附分子的基本概念。

了解：与免疫细胞识别，活化和效应相关的 CD 分子。细胞黏附分子的分类、特性和黏附分子的功能。

# 七、主要组织相容性抗原

1. 学习内容 主要组织相容性复合体（MHC）的概念，基因结构及其特性，HLA 分子结构与功能、组织分布，MHC 在医学中的应用和意义。

2. 学习目标

掌握：主要组织相容性复合体（MHC）的概念与特性，HLA 分子结构、组织分布。

熟悉：HLA 分子功能、特征。

了解：HLA 在医学中的应用和意义。

# 八、免疫器官的结构与功能

1. 学习内容 免疫系统的组成，中枢免疫器官、外周免疫器官组成及其功能，淋巴细胞再循环的概念和意义。

2. 学习目标

掌握：免疫系统的组成，淋巴细胞再循环的概念和意义。

熟悉：中枢免疫器官（胸腺、骨髓）、外周免疫器官（淋巴结、脾脏和黏膜免疫系统）组成及免疫器官功能。

了解：胸腺、骨髓、淋巴结、脾脏和黏膜免疫系统的结构。

# 九、免疫细胞

1. 学习内容 免疫细胞的概念、组成及生物学功能。

2. 学习目标

掌握：免疫细胞的概念和组成，T、B 细胞表面主要标志及其生物学功能，T、B 细胞亚群及其免疫学功能。

熟悉：T 细胞表面 TCR 分子结构及特点，NK 细胞杀伤靶细胞的机制，T 细胞分化发育，抗原递呈细胞与抗原递呈。

了解：B细胞发育过程。

# 十、免疫应答

1. 学习内容　免疫应答的概念、类型、基本过程及免疫应答的调节。

2. 学习目标

掌握：免疫应答的概念、类型和基本过程，B细胞对TD抗原的识别及其应答规律，B细胞应答的效应，效应性T细胞的功能和效应机制，天然免疫应答的主要组分及功能。

熟悉：天然免疫识别机制和生物学意义，TI抗原、TD抗原诱导B细胞的活化及特点。

# 十一、免疫调节与免疫耐受

1. 学习内容　免疫调节的概念，抗原、抗体和补体成分的调节，信号转导和分子水平的免疫调节，细胞和细胞克隆水平的免疫调节，整体和群体水平的免疫调节。免疫耐受的概念，免疫耐受的形成及表现，免疫耐受机制，免疫耐受与临床医学。

2. 学习目标

掌握：免疫调节、激活性受体、抑制性受体的概念。免疫耐受的概念，在什么条件下打破或建立免疫耐受。

熟悉：T、B细胞免疫耐受的特点。

了解：抗原、抗体、补体及Th1/Th2亚群对免疫应答的调节，几种免疫细胞抑制性受体及其临床意义，独特型网络和活化诱导的细胞死亡在免疫调节中的作用。免疫耐受与免疫抑制的区别，免疫耐受形成的主要机制及免疫耐受的影响因素。

# 十二、超敏反应

1. 学习内容　超敏反应的概念，各型超敏反应的特点及发生机制，各型超敏反应引起的常见临床疾病。

2. 学习目标

掌握：超敏反应的概念，各型超敏反应引起的常见临床疾病，Ⅰ型超敏反应的特点及发生机制。

熟悉：Ⅱ、Ⅲ、Ⅳ型超敏反应的特点及发生机制。

了解：各型超敏反应的防治原则。

# 十三、自身免疫性疾病与免疫缺陷病

1.学习内容　自身免疫和自身免疫病的概念，自身免疫病的基本特征和分类，自身免疫病的组织损伤机制及典型病例，自身免疫病的致病相关因素。免疫缺陷病概念，免疫缺陷病的分类和共同特点，原发性免疫缺陷病，获得性免疫缺陷综合征（AIDS），免疫缺陷病的治疗原则。

2.学习目标

掌握：自身免疫和自身免疫病的概念，掌握自身免疫病的治疗原则。免疫缺陷病的概念及共同特点，掌握 AIDS 的病原学及致病机制。

熟悉：自身免疫病的基本特征和免疫损伤机制。几种常见的原发性免疫缺陷病的发病机制，继发性免疫缺陷病的诱因。

了解：自身免疫病的致病相关因素和自身免疫病的分类。免疫缺陷病的治疗原则。

# 十四、肿瘤免疫与移植免疫

1.学习内容　肿瘤抗原的分类，机体抗肿瘤免疫效应机制，肿瘤免疫逃逸机制，肿瘤免疫诊断、治疗及预防。移植的类型，同种异型抗原识别的细胞及分子基础，同种异基因移植排斥反应的类型和机制，同种异基因移植排斥的防治。

2.学习目标

掌握：肿瘤特异性抗原、肿瘤相关抗原的概念；掌握抗肿瘤免疫的细胞免疫机制。同种异基因移植排斥反应的类型、机制及其防治。

熟悉：机体抗肿瘤的体液免疫机制和肿瘤的免疫逃逸机制。肿瘤抗原的分类方法及各类肿瘤抗原的主要特点。同种异基因排斥反应的本质及靶抗原，直接识别和间接识别。

了解：肿瘤的免疫诊断和免疫治疗。异种移植的特殊免疫学问题。

# 十五、免疫学应用

1.学习内容　免疫学防治、免疫学诊断。

2.学习目标

掌握：人工免疫的概念和特点，人工自动免疫与人工被动免疫的区别。

熟悉：常见体液免疫检测与细胞免疫检测技术，常见人工自动免疫与人工被动免疫的生物制品。

了解：体内免疫检测。

# 第三篇 医学免疫学习题集

## 一、绪　论

一、单选题

1. 免疫是指

   A. 机体抗感染的过程　　　　　　　　B. 机体识别和排除抗原性异物的过程

   C. 机体对病原微生物的防御过程　　　D. 机体清除自身衰老死亡细胞的过程

   E. 机体清除自身突变细胞的能力

2. 免疫监视功能是指机体

   A. 抵抗病原微生物感染的功能　　　　B. 识别、清除自身突变细胞的功能

   C. 识别和排除异物的功能　　　　　　D. 清除自身衰老、死亡细胞的功能

   E. 防止寄生虫感染的过程

3. 机体抵抗病原微生物感染的功能称为

   A. 免疫监视　　　　　B. 免疫自稳　　　　　C. 免疫耐受

   D. 免疫防御　　　　　E. 免疫调节

4. 免疫对机体

   A. 有利　　　　　　　B. 有害　　　　　　　C. 有利又有害

   D. 无利也无害　　　　E. 正常情况下有利，某些情况下有害

5. 免疫监视功能低下的后果是

   A. 易发生肿瘤　　　　B. 易发生超敏反应　　C. 易发生感染

   D. 易发生自身免疫病　E. 易发生免疫耐受

6. 免疫防御功能低下的机体易发生

   A. 肿瘤　　　　　　　B. 超敏反应　　　　　C. 移植排斥反应

   D. 反复感染　　　　　E. 免疫增生病

7. 最早用人痘接种预防天花的国家是

   A. 中国　　　　　　　B. 美国　　　　　　　C. 日本

   D. 俄罗斯　　　　　　E. 英国

8. 针对特定抗原的免疫应答过强易导致

    A. 肿瘤                   B. 超敏反应                C. 移植排斥反应

    D. 反复感染              E. 免疫缺陷病

9. 首次用于人工被动免疫的制剂是

    A. 破伤风抗毒素          B. 破伤风类毒素         C. 肉毒类毒素

    D. 白喉类毒素            E. 白喉抗毒素

10. 首次应用类毒素进行预防接种的科学家是

    A. Pasteur             B. Behring             C. Jenner

    D. Border                E. Burner

11. 最早发明减毒活疫苗的科学家是

    A. Jenner               B. Koch                 C. Porter

    D. Burnet               E. Pasteur

12. 英国科学家 Jenner 发明了

    A. 白喉抗毒素            B. 狂犬疫苗              C. 人痘苗

    D. 牛痘苗                 E. 卡介苗

13. 免疫系统的组成是

    A. 中枢免疫器官、周围免疫器官

    B. 免疫细胞、黏膜免疫系统、中枢免疫器官

    C. 中枢免疫器官、免疫细胞、皮肤免疫系统

    D. 免疫分子、黏膜免疫系统、皮肤免疫系统

    E. 免疫器官、免疫组织、免疫细胞、免疫分子

二、多选题

1. 免疫细胞包括

    A. 抗原提呈细胞          B. 淋巴细胞            C. 单核 – 巨噬细胞

    D. 粒细胞                E. 红细胞

2. 下列哪些细胞具有特异性识别抗原的能力

    A. 巨噬细胞             B. T 细胞               C. B 细胞

    D. NK 细胞             E. 树突状细胞

3. 下列哪些细胞属于固有免疫应答细胞

    A. 单核 – 巨噬细胞        B. NK 细胞            C. B 细胞

    D. T 细胞               E. 多形核中性粒细胞

4. 下列哪些细胞是适应性免疫应答的主要执行细胞

    A. T 细胞　　　　　　　　B. B 细胞　　　　　　　　C. NK 细胞

    D. 单核－巨噬细胞　　　　E. 肥大细胞

### 三、填空题

1. 免疫系统是由_____、_____、_____组成。

2. 在体内有两种免疫应答类型，一种是_____另一种是_____。

3. 免疫系统三大功能包括：_____、_____、_____。

4. 特异性免疫应答有_____、_____、_____和_____四大特点。

### 四、名词解释

1. 免疫

2. 免疫防御

3. 免疫监视

4. 免疫稳定

### 五、问答题

1. 简述固有免疫（非特异性免疫）和适应性免疫应答（特异性免疫）的概念和作用。

2. 简述适应性免疫应答的特性。

# 二、免疫组织和器官

### 一、单选题

1. 免疫系统的组成包括

    A. 中枢免疫器官和外周免疫器官

    B. 免疫细胞、黏膜免疫系统和骨髓

    C. 淋巴结、脾脏和黏膜相关淋巴组织

    D. 免疫分子、黏膜免疫系统和皮肤免疫系统

    E. 免疫器官、免疫细胞和免疫分子

2. 属于中枢免疫器官的是

    A. 淋巴结　　　　　　　　B. 扁桃体　　　　　　　　C. 胸腺

    D. 脾脏　　　　　　　　　E. 黏膜相关淋巴组织

3. 外周免疫器官不包括

    A. 脾脏　　　　　　　　　B. 淋巴结　　　　　　　　C. 肠系膜淋巴结

    D. 骨髓　　　　　　　　　E. 阑尾

4. 免疫细胞产生、发育、分化成熟的场所为

    A. 胸腺和淋巴结　　　　　　B. 脾脏和胸腺　　　　　C. 骨髓和黏膜免疫系统

    D. 淋巴结和脾脏　　　　　　E. 胸腺和骨髓

5. 人类 T 细胞分化成熟的场所是

    A. 骨髓　　　　　　　　　　B. 胸腺　　　　　　　　C. 腔上囊

    D. 淋巴结　　　　　　　　　E. 脾脏

6. 人体中最大的外周免疫器官是

    A. 胸腺　　　　　　　　　　B. 法氏囊　　　　　　　C. 脾脏

    D. 淋巴结　　　　　　　　　E. 骨髓

7. 属于外周免疫器官的是

    A. 骨髓、黏膜相关淋巴组织　　　　　　B. 胸腺、淋巴结、脾脏

    C. 胸腺、淋巴结、黏膜组织　　　　　　D. 脾脏、淋巴结、黏膜相关淋巴组织

    E. 骨髓、胸腺

8. B 细胞主要定居在淋巴结的

    A. 皮质区　　　　　　　　　B. 深皮质区　　　　　　C. 浅皮质区

    D. 副皮质区　　　　　　　　E. 髓质淋巴窦

9. 人类 B 细胞分化成熟的场所是

    A. 腔上囊　　　　　　　　　B. 脾脏　　　　　　　　C. 骨髓

    D. 淋巴结　　　　　　　　　E. 胸腺

10. 黏膜相关淋巴组织中的 B 细胞主要分泌

    A. IgG 类抗体　　　　　　　B. IgM 类抗体　　　　　C. IgE 类抗体

    D. SIgA 类抗体　　　　　　 E. IgD 类抗体

11. 既可来源于髓系祖细胞，又可来源于淋巴系祖细胞的免疫细胞是

    A. 单核 – 巨噬细胞　　　　　B. 中性粒细胞　　　　　C. NK 细胞

    D. T 细胞　　　　　　　　　E. 树突状细胞

二、多选题

1. 脾脏的免疫功能包括

    A. 各种免疫细胞定居的场所　　　　　　B. 全身血液的滤过器

    C. 免疫应答发生的场所　　　　　　　　D. 产生抗体的场所

    E. 各种免疫细胞发育的场所

2. 胸腺基质细胞包括

    A. 胸腺细胞　　　　　　　　B. 胸腺上皮细胞　　　　C. 巨噬细胞

    D. 胸腺树突状细胞　　　　　E. 成纤维细胞

3. B 细胞主要位于外周免疫器官中的

　　A. 淋巴结的浅皮质区

　　B. 脾脏白髓的动脉周围淋巴鞘内的淋巴滤泡

　　C. 扁桃体

　　D. 阑尾

　　E. 鼻相关淋巴组织

4. T 细胞主要位于外周免疫器官中的

　　A. 脾动脉周围淋巴鞘　　　　　　　B. 淋巴结浅皮质区淋巴滤泡

　　C. 淋巴结浅皮质区生发中心　　　　D. 淋巴结副皮质区

　　E. 脾索

5. 骨髓的功能是

　　A. 各类血细胞和免疫细胞发生的场所　　B. B 细胞分化成熟的场所

　　C. T 细胞分化成熟的场所　　　　　　　D. 体液免疫应签发生的场所

　　E. 细胞免疫应答发生的场所

6. 黏膜免疫系统包括

　　A. 扁桃体　　　　　　　　　　　　B. 派氏集合淋巴结

　　C. 阑尾　　　　　　　　　　　　　D. M 细胞

　　E. 上皮细胞间淋巴细胞（IEL）

三、填空题

1. 免疫器官按其功能不同，可分为＿＿＿＿＿和＿＿＿＿＿，二者通过＿＿＿＿＿和＿＿＿＿＿互相联系。

2. 中枢免疫器官是免疫细胞发生、分化、发育、成熟的场所，包括＿＿＿＿＿＿＿和＿＿＿＿＿＿；外周免疫器官包括＿＿＿＿＿、＿＿＿＿＿、＿＿＿＿＿。

四、名词解释

1. 黏膜免疫系统

2. M 细胞

五、问答题

简述免疫器官的组成和功能。

# 三、抗 原

一、单选题

1. 抗原的免疫原性是指

 A. 刺激机体免疫系统，产生抗体的性能

 B. 刺激机体免疫系统，产生致敏淋巴细胞的性能

 C. 与相应抗体在体内外特异性结合的性能

 D. 与相应致敏淋巴细胞在体内外特异性结合的性能

 E. 刺激机体免疫系统，产生抗体和（或）致敏淋巴细胞的性能

2. 抗原表面能与相应抗体结合的特殊化学基团称为

 A. 表位（抗原决定基或抗原决定簇）   B. 半抗原

 C. 共同抗原         D. 类属抗原

 E. 异嗜性抗原

3. 决定抗原特异性的物质基础是

 A. 抗原决定基   B. 抗原的大小   C. 抗原的电荷性质

 D. 载体的性质   E. 抗原的物理性状

4. 下列哪种自身物质可诱导机体自身产生免疫应答

 A. 红细胞    B. 白细胞    C. 血小板

 D. 精液     E. 血浆

5. TD-Ag 得名，是因为它

 A. 在胸腺中产生     B. 相应抗体在胸腺中产生

 C. 对此抗原不产生体液免疫   D. 只引起迟发型变态反应

 E. 相应的抗体产生需要 T 细胞辅助

6. 异嗜性抗原是一种

 A. 共同抗原    B. 自身抗原    C. 半抗原

 D. 同种异型抗原   E. 超抗原

7. 对人体没有免疫原性的物质是

 A. 自身移植的皮肤     B. 异体移植的皮肤

 C. 自身释放的晶状体蛋白   D. 动物的免疫血清

 E. 异种血型的红细胞

8. 半抗原

    A. 有免疫原性和免疫反应性          B. 有免疫反应性但没有免疫原性

    C. 有免疫原性，但没有免疫反应性     D. 既没有免疫原性，也没有免疫反应性

    E. 多数为蛋白质

9. 许多抗原称为胸腺依赖性抗原，是因为

    A. 在胸腺中产生的                 B. 相应抗体是在胸腺中产生的

    C. 对此抗原不产生体液性免疫        D. 仅存在于 T 细胞

    E. 只有在 T 细胞辅助下才能产生针对这种抗原的抗体

10. 只具有与抗体结合能力，而单独不能诱导抗体产生的物质是

    A. 自身抗原             B. 完全抗原             C. 半抗原

    D. 胸腺依赖性抗原       E. 胸腺非依赖性抗原

11. 同一种属不同个体之间所存在的抗原是

    A. 同种异型抗原        B. 异种抗原          C. 自身抗原

    D. 独特型抗原         E. 超抗原

12. 抗体对具有相同或相似决定基的不同抗原的反应称为

    A. 特异性反应          B. 交叉反应         C. 非特异性反应

    D. 过敏反应           E. 以上都不是

13. 从抗原化学性质来讲，免疫原性最强的是

    A. 脂多糖              B. 多糖类            C. 蛋白质

    D. DNA               E. 脂肪

14. 与载体蛋白耦联后可获得免疫原性的物质是

    A. 半抗原              B. 完全抗原          C. 酵母多糖

    D. 超抗原             E. 脂多糖

15. 能激活 B 细胞的超抗原是

    A. 金黄色葡萄球菌蛋白 A          B. 小鼠乳腺肿瘤病毒蛋白

    C. 热休克蛋白           D. B 细胞丝裂原

    E. 荚膜多糖

16. 马血清抗毒素对人而言属于

    A. 异种抗原             B. 同种异型抗原        C. 独特型抗原

    D. 共同抗原           E. 合成抗原

17. 引起同胞兄弟之间移植排斥反应的抗原属于

    A. 异种抗原             B. 同种异型抗原        C. 自身抗原

    D. 独特型抗原         E. 共同抗原

18. 下列哪种不是抗原

　　A. 结核菌素　　　　　　　B. 白喉抗毒素血清　　　　　C. 破伤风外毒素

　　D. 细菌内毒素　　　　　　E. 葡萄糖注射液

19. 类毒素的性质是

　　A. 有免疫原性有毒性　　　　　　　B. 无免疫原性无毒性

　　C. 有免疫原性，无毒性　　　　　　D. 有毒性无免疫原性

　　E. 有过敏原性有毒性

20. 超抗原

　　A. 可以多克隆激活某些 T 细胞　　　B. 须经抗原提呈细胞加工处理

　　C. 与自身免疫病无关　　　　　　　D. 有严格的 MHC 限制性

　　E. 只能活化一个相应的 T 细胞克隆

二、多选题

1. 构成抗原的主要条件是

　　A. 分子量 1 万以上　　　　B. 抗原决定簇的多少　　　　C. 异物性

　　D. 抗原剂量　　　　　　　E. 环状结构

2. 属于隐蔽抗原的是

　　A. 甲状腺球蛋白　　　　　B. 脑组织　　　　　　　　　C. 眼晶体蛋白

　　D. AFP　　　　　　　　　E. 精子

3. 属于同种异型抗原的是

　　A. ABO 系统　　　　　　　B. HLA　　　　　　　　　　C. Rh 系统

　　D. 补体系统　　　　　　　E. AFP

4. TD-Ag 引起免疫应答的特点是

　　A. 需 Th 细胞辅助　　　　　　　　B. 能引起体液免疫应答

　　C. 能引起再次应答　　　　　　　　D. 能诱导记忆细胞形成

　　E. 不能诱导记忆细胞形成

5. TI-Ag 引起免疫应答的特点是

　　A. 能引起细胞免疫应答　　　　　　B. 不能引起再次应答

　　C. 能诱导记忆细胞形成　　　　　　D. 只产生 IgM

　　E. 需 Th 细胞辅助

三、填空题

1. 人类的同种异型抗原主要有_____、_____、_____、_____。

2. 具有_____而无_____的物质称为半抗原。

3. 刺激机体产生抗体需要 T 细胞辅助的抗原称之为_____，绝大多数蛋白质抗原及细胞抗原属于此类抗原。

4. 刺激机体产生抗体不需要 T 细胞辅助的抗原称之为_____，少数多糖、脂多糖物质属于此类抗原。

## 四、名词解释

1. 抗原

2. 半抗原

3. 抗原表位

4. 异嗜性抗原

5. 共同抗原表位

6. 超抗原

7. 佐剂

## 五、问答题

1. 试述抗原的基本特性，完全抗原与半抗原的区别。

2. 决定抗原免疫原性的因素有哪些？

3. 试比较 T 细胞表位与 B 细胞表位的特性。

# 四、免疫球蛋白与抗体

## 一、单选题

1. 抗体结构中与抗原结合的部位是

　　A. CH 区　　　　　　　　B. VH 区　　　　　　　　C. CL 区

　　D. VL 区　　　　　　　　E. VH 与 VL 区

2. 血清半衰期最长的 Ig 是

　　A. IgG　　　　　　　　　B. IgM　　　　　　　　　C. IgE

　　D. IgD　　　　　　　　　E. IgA

3. 天然 ABO 血型抗体是

　　A. IgA 类抗体　　　　　　B. IgM 类抗体　　　　　　C. IgG 类抗体

　　D. IgD 类抗体　　　　　　E. IgE 类抗体

4. 新生儿从母乳中获得的 Ig 是

　　A. IgA 类抗体　　　　　　B. IgM 类抗体　　　　　　C. IgG 类抗体

　　D. IgD 类抗体　　　　　　E. IgE 类抗体

5. 在种系发生过程中最早出现的 Ig 是

    A. IgG 类抗体         B. IgM 类抗体         C. IgE 类抗体

    D. IgD 类抗体         E. IgA 类抗体

6. 在感染发生过程中最早出现的 Ig 是

    A. IgA 类抗体         B. IgM 类抗体         C. IgG 类抗体

    D. IgD 类抗体         E. IgE 类抗体

7. 产生抗体的细胞是

    A. T 细胞             B. B 细胞           C. NK 细胞

    D. 浆细胞            E. 肥大细胞

8. 经木瓜蛋白酶水解 IgG 后可获得

    A. 1 个 F（ab'）$^2$ 片段         B. 2 个相同的 Fab 片段和 1 个 Fc 段

    C. 4 个 Fab 片段         D. 1 个 F（ab'）$^2$ 片段和 1 个 Fc 段

    E. 1 个 Fc 段

9. 宫内感染时，胎血中含量升高的 Ig 是

    A. IgA 类抗体         B. IgG 类抗体         C. IgM 类抗体

    D. IgD 类抗体         E. IgE 类抗体

10. 寄生虫感染时水平明显升高的 Ig 是

    A. IgG              B. IgA            C. IgM

    D. IgD              E. IgE

11. 唯一能通过胎盘的 Ig 是

    A. IgG              B. IgA            C. IgM

    D. IgD              E. IgE

12. 能与肥大细胞表面 FcR 结合，并介导 I 型超敏反应的主要 Ig 是

    A. IgA              B. IgD            C. IgE

    D. IgM            E. IgG

13. 下列哪种物质不是抗体

    A. 抗毒素血清         B. 胎盘球蛋白         C. 淋巴细胞抗血清

    D. 植物血凝素         E. 白喉抗毒素

14. 与抗原结合后，激活补体能力最强的 Ig 是

    A. IgA              B. IgD            C. IgM

    D. IgG            E. IgE

15. 脐血中哪类 Ig 增高提示胎儿有宫内感染

    A. IgA              B. IgM            C. IgG

　　　　D. IgD　　　　　　　　　　E. IgE

16. 合成 SIgA 分泌片的细胞是

　　A. 巨噬细胞　　　　　　B. 血管内皮细胞　　　　　　C. 浆细胞

　　D. 黏膜上皮细胞　　　　E. 肥大细胞

17. 人体内开始合成 IgM 的时间是

　　A. 胎儿早期　　　　　　B. 胎儿晚期　　　　　　　　C. 出生后 1 个月

　　D. 出生后 3 个月　　　　E. 出生后 6 个月

18. 各种 Ig 单体分子共有的特性是

　　A. 与靶细胞结合后能介导 ADCC 作用

　　B. 具有两个完全相同的抗原结合部位

　　C. 轻链与重链以非共价键结合

　　D. 与抗原结合后能激活补体

　　E. 与颗粒性抗原结合后能介导调理吞噬作用

19. IgG 分子能与细胞表面 FcR 结合的区域是

　　A. VL　　　　　　　　　B. VH　　　　　　　　　　C. CH1

　　D. CH2　　　　　　　　E. CH3

20. 介导 NK 细胞、巨噬细胞、中性粒细胞发挥 ADCC 效应的 Ig 主要是

　　A. IgA　　　　　　　　　B. IgM　　　　　　　　　　C. IgG

　　D. IgD　　　　　　　　　E. IgE

21. 决定 Ig 类别的抗原决定簇存在于 Ig 分子的

　　A. 轻链恒定区　　　　　B. 轻链可变区　　　　　　　C. 重链铰链区

　　D. 重链恒定区　　　　　E. 重链可变区

22. Ig 分子的基本结构是

　　A. 由 2 条重链和 2 条轻链组成的 4 肽链结构

　　B. 由 1 条重链和 1 条轻链组成的 2 肽链结构

　　C. 由 2 条相同的重链和 2 条相同的轻链组成的 4 肽链结构

　　D. 由 1 条重链和 2 条轻链组成的 3 肽链结构

　　E. 由 4 条相同的肽链组成的 4 肽链结构

二、多选题

1. 关于抗体下列哪些是正确的

　　A. 抗体可以看作是生物学功能上的概念

　　B. 抗体与抗原结合的特异性与 Ig 的类、亚类、型和亚型无关

　　C. 抗体能与相应抗原结合，也能刺激机体产生相应抗体

D. 抗体可以看作是化学结构上的概念

E. 抗体是免疫球蛋白

2. 免疫球蛋白的功能有

A. 激活补体　　　　　　　　B. 调理作用　　　　　　　C. 通过胎盘

D. ADCC　　　　　　　　　　E. 介导迟发型超敏反应

3. 下列哪项与 ADCC 有关

A. 特异性抗体与靶细胞结合

B. Mφ、NK 细胞、中性粒细胞表面 FcR 与抗体 Fc 段的结合

C. 对靶细胞的杀伤作用是非特异性的

D. 需要补体参加

E. 需要 IgG 参加

4. IgG 经胃蛋白酶水解后可得到

A. 1 个 F（ab'）$^2$ 段　　　　　B. 2 个 Fab 段　　　　　C. 2 个 F（ab'）$^2$ 段

D. pFc'　　　　　　　　　　E. 1 个 Fc 段

5. IgM 的特性包括

A. 是分子量最大的 Ig　　　　　　　B. 无铰链区

C. 主要在血液中发挥抗感染作用　　　D. 是最早合成的 Ig

E. 能穿过胎盘

6. Ig 的同种型包括

A. 类　　　　　　　　　　B. 亚类　　　　　　　　C. 型

D. 亚型　　　　　　　　　E. 独特型

7. 关于 Ig 的功能区，下列哪项是正确的

A. Ig 的功能区是 H 链与 L 链折叠形成球形结构

B. L 链有 2 个功能区，H 链有 4 个或 5 个功能区

C. Ig 的多肽链属于 β - 折叠结构

D. 各功能区氨基酸序列有高度同源性

E. 各功能区有不同的功能

8. 关于 IgM 的生物学功能，下列哪些是正确的

A. 在机体早期免疫防御中起重要作用

B. 初次免疫接种后最先产生的抗体

C. B 细胞抗原受体的重要成分

D. 大多数抗菌、抗病毒、抗毒素抗体都属于 IgM

E. 能激活补体

### 三、填空题

1. 血清中含量最高的 Ig 是＿＿＿＿＿＿＿＿，在局部黏膜免疫中发挥主要作用的 Ig 是＿＿＿＿＿＿＿＿，B 细胞成熟的标志是＿＿＿＿＿＿＿＿，参与 I 型超敏反应的 Ig 是＿＿＿＿＿＿＿＿，受抗原刺激产生最早的 Ig 是＿＿＿＿＿＿＿＿，能与 SPA 结合的 Ig 是＿＿＿＿＿＿＿＿，分子量最大的 Ig 是＿＿＿＿＿＿＿＿，能通过胎盘的 Ig 是＿＿＿＿＿＿＿＿，出生后 4 个月产生的 Ig 是＿＿＿＿＿＿＿＿。

2. 免疫球蛋白分子是有两条相同的＿＿＿＿＿＿＿＿＿＿和两条相同的＿＿＿＿＿＿＿＿＿＿通过链＿＿＿＿＿＿＿＿连接而成的四肽链结构。

3. 免疫球蛋白轻链可分为＿＿＿＿＿＿＿＿型和＿＿＿＿＿＿＿＿型。

4. 用木瓜蛋白酶水解 IgG 可得到两个相同的＿＿＿＿＿＿＿＿片段和一个＿＿＿＿＿＿＿＿片段，前者的抗原结合价为 1；用胃蛋白酶水解 IgG 则可获得一个抗原结合价为 2 的＿＿＿＿＿＿＿＿片段和无生物学活性的＿＿＿＿＿＿＿＿片段。

### 四、名词解释

1. 抗体
2. 免疫球蛋白
3. ADCC
4. 抗体的调理作用
5. 单克隆抗体
6. 基因工程抗体

### 五、问答题

1. 简述免疫球蛋白的基本结构。
2. 简述免疫球蛋白的主要生物学功能。
3. 简述五类免疫球蛋白的特性及主要生物学功能。

# 五、补体系统

### 一、单选题

1. 补体系统是

    A. 正常血清中的单一组分，可被抗原 – 抗体复合物激活

    B. 存在正常血清中，是一组对热稳定的组分

    C. 正常血清中的单一组分，随抗原刺激而血清含量升高

    D. 由 30 多种蛋白组成的多分子系统，具有酶的活性和自我调节作用

    E. 正常血清中的单一组分，其含量很不稳定

2. 关于补体的叙述，下列哪项是正确的

    A. 参与凝集反应

    B. 对热稳定

    C. 在免疫病理过程中发挥重要作用

    D. 有免疫调节作用，无炎症介质片段

    E. 补体只在特异性免疫效应阶段发挥作用

3. 关于补体三条激活途径的叙述，下列哪项是错误的

    A. 三条途径的膜攻击复合物相同

    B. 旁路途径在感染后期发挥作用

    C. 经典途径从 C1 激活开始

    D. 旁路途径从 C3 激活开始

    E. 经典途径中形成的 C3 转化酶是 C4b2a

4. 补体系统三条激活途径均必须有哪种成分参加

    A. C1q

    B. C4 和 C2

    C. C5~C9

    D. B 因子

    E. D 因子

5. 补体替代（旁路）途径的"激活物"是

    A. 免疫复合物

    B. 细菌脂多糖

    C. 病原体甘露糖残基

    D. MBL

    E. 以上均不对

6. 正常人血清中含量最高的补体成分是

    A. C1

    B. C4

    C. C3

    D. C5

    E. C2

7. 与抗原结合后，可激活补体经典途径的 Ig 是

    A. IgM 和 IgE

    B. IgD 和 IgM

    C. IgA 和 IgG

    D. SIgA 和 IgG

    E. IgG 和 IgM

8. 具有调理作用的补体活性片段是

    A. C3b 和 C4b

    B. C2b 和 C4b

    C. C3b 和 C5b

    D. C3a 和 C3b

    E. C3a 和 C5a

9. 补体经典激活途径中形成的 C3 转化酶是

    A. C4b2a

    B. C3bBb

    C. C4b2a3b

    D. C3bnBb

    E. C3bBbp

10. 同时参与经典、旁路及 MBL 三条激活途径的补体成分是

    A. C1

    B. C2

    C. C3

    D. C4

    E. B 因子

11. 经典途径中，激活补体能力最强的免疫球蛋白是

    A. IgG

    B. IgE

    C. IgA

    D. IgM

    E. IgD

12. 既有趋化作用又可激发肥大细胞释放组胺的补体裂解产物是

　　A. C3b　　　　　　　　B. C4b　　　　　　　　　　C. C4a

　　D. C2a　　　　　　　　E. C5a

13. 下列哪种成分是旁路激活途径的 C5 转化酶

　　A. C3bBbP　　　　　　B. C4b2a　　　　　　　　C. C3bBb

　　D. C3bBb3b　　　　　　E. C5b~9

14. 三条补体激活途径的共同点是

　　A. 参与的补体成分相同　　　　　　B. 所需离子相同

　　C. C3 转化酶的组成相同　　　　　　D. 激活物质相同

　　E. 膜攻击复合物的形成及其溶解细胞效应相同

15. 经典途径中各补体成分激活的顺序是

　　A. C143256789　　　　　B. C124536789　　　　C. C142356789

　　D. C124356789　　　　　E. C123456789

16. 下列哪种补体成分与 C5 转化酶形成无关

　　A. C3　　　　　　　　　B. C2　　　　　　　　　C. C4

　　D. C5　　　　　　　　　E. B 因子

17. 能协助清除免疫复合物的补体裂解片段是

　　A. C3a　　　　　　　　B. C3b　　　　　　　　　C. C5a

　　D. iC3b　　　　　　　　E. C3d

18. 参与溶细胞效应的补体成分是

　　A. C3b　　　　　　　　B. C4b2b　　　　　　　　C. C5b~9

　　D. C5b67　　　　　　　E. C4b2b3b

19. 能抑制 C1r 和 C1s 酶活性的物质是

　　A. C8bp　　　　　　　　B. DAF　　　　　　　　C. C1INH

　　D. S 蛋白　　　　　　　E. C4bp

20. 可协助 I 因子裂解 C3b 作用的是

　　A. H 因子　　　　　　　B. DAF　　　　　　　　C. C4bp

　　D. P 因子　　　　　　　E. HRF

21. 在抗感染过程中，补体发挥作用依次出现的途径是

　　A. 经典途径—MBL 途径—旁路途径

　　B. 旁路途径—经典途径—MBL 途径

　　C. 旁路途径—MBL 途径—经典途径

　　D. 经典途径—旁路途径—MBL 途径

E. MBL 途径—经典途径—旁路途径

22. 补体促进吞噬细胞的吞噬作用被称为补体的

A. 炎症介质作用　　　　　　　　　　B. 中和及溶解病毒作用

C. 免疫黏附作用　　　　　　　　　　D. 溶菌和细胞毒作用

E. 调理作用

23. 灭活 C3b 的补体调节因子是

A. I 因子　　　　　　　B. C4bP　　　　　　　C. C8bP

D. S 蛋白　　　　　　　E. DAF

24. 在经典激活途径中，补体的识别单位是

A. C1　　　　　　　　B. C2　　　　　　　　C. C3

D. C5　　　　　　　　E. C9

25. 下列哪种补体成分在激活效应的放大作用中起重要作用

A. C1　　　　　　　　B. C2　　　　　　　　C. C3

D. C4　　　　　　　　E. C5

26. 全身性细菌感染时，补体活性片段主要通过什么途径发挥免疫效应作用

A. 清除免疫复合物　　　B. ADCC　　　　　　C. 调理作用

D. 溶解细胞作用　　　　E. 引起炎症反应

27. 关于补体活化的 MBL 途径，下列哪项是错误的

A. 激活起始于 MBL 与病原体结合后

B. MBL 具有酶活性

C. 其 C3 转化酶是 C4b2a

D. 参与非特异性免疫，在感染的早期发挥作用

E. C 反应蛋白可激活 C1q

28. 下列哪种调节因子参与补体的正向调节

A. S 蛋白　　　　　　　B. D 因子　　　　　　C. P 因子

D. DAF　　　　　　　　E. C8 结合蛋白

二、多选题

1. 关于补体系统的叙述，下列哪项是正确的

A. 补体成分大多数以非活性的酶前体形式存在于血清中

B. 补体系统激活的三条途径均是酶的级联反应

C. 补体系统在非特异性免疫和特异性免疫中发挥作用

D. 补体系统的激活具有放大效应

E. 激活的补体具有生理作用和病理作用

2. 补体的主要产生细胞包括

    A. 成纤维细胞           B. 浆细胞           C. 肝细胞

    D. NK 细胞           E. 巨噬细胞

3. 下列哪些补体裂解片段是调理素

    A. C2b                B. C3b           C. C4b

    D. C4a               E. iC3b

4. C3b 的生物学效应包括

    A. 介导细胞溶解           B. 免疫调节           C. ADCC

    D. 调理作用            E. 过敏毒素

5. 补体系统的组成包括

    A. 参与经典途径的 C1~C9

    B. 参与旁路途径的 B、D、P 因子

    C. 参与 MBL 途径的 MBL、丝氨酸蛋白酶、C 反应蛋白

    D. 补体调节蛋白 I 因子、H 因子、C4bp 等

    E. CR1、CR2、CR3 等补体受体

6. 关于补体生物学作用的叙述，下列哪项是正确的

    A. 参与宿主早期抗感染免疫          B. 维持机体内环境稳定

    C. 参与适应性免疫                D. 参与免疫记忆

    E. 参与炎症反应

7. 补体系统激活过程的调节包括

    A. 自行衰变的调节             B. C4bp 抑制 C4b 与 C2 结合

    C. C8bp 抑制 MAC 形成         D. 正反馈途径的扩大效应

    E. I 因子、H 因子在旁路途径中起到重要的调节作用

8. 关于补体活性片段介导的生物学效用，下列哪项是正确的

    A. C3a 可介导炎症反应

    B. C3b 与 B 细胞表面的 CR1 结合可促进 B 细胞增殖分化为浆细胞

    C. NK 细胞结合 C3b 后可增强对靶细胞的 ADCC 作用

    D. C3d 可促进 B 细胞活化

    E. iC3b 具有调理作用

9. 补体的生物学作用包括

    A. 溶细胞效应           B. 调理作用          C. 引起炎症反应

    D. 参与适应性免疫        E. ADCC

10. 下列哪些分子具有保护机体正常组织细胞免遭补体介导的损伤的作用

    A. B 因子                B. MCP                C. CR1

    D. C8bp               E. CD59

11. 关于补体经典激活途径的叙述，下列哪项是错误的

    A. C1q 分子有 6 个结合部位，必须与 Ig 桥联后才能激活后续的补体成分

    B. C1r 具有酯酶活性，能活化 C1s

    C. C4 是 C1 的底物，C4b 很不稳定

    D. 可裂解 C5 产生 C5a 和 C5b

    E. 可损伤细胞膜，但结合 C9 后才引起细胞膜的损伤

12. 关于旁路激活途径的叙述，下列哪些是正确的

    A. 激活物质不是抗原抗体复合物

    B. 越过 C1、C4、C2，直接激活 C3

    C. B 因子、D 因子、P 因子参与作用

    D. 可通过 C3b 的正反馈途径产生更多的 C3b

    E. C3 转化酶是 C4b2a

## 三、填空题

1. 补体的激活过程有_____、_____和_____三条途径。

2. 补体系统由_____、_____和_____三大部分组成。

3. 具有调理作用的补体活性片段有_____、_____和_____。

4. 被称为过敏毒素的补体活性片段有_____、_____和_____。

5. 经典激活途径的 C3 转化酶是_____，C5 转化酶是_____。

6. 旁路激活途径的 C3 转化酶是_____，C5 转化酶是_____。

7. 经典激活途径的激活物是_____。

8. 经典激活途径的激活是从补体系统的_____成分开始，旁路激活途径的激活是从补体系统的_____成分开始。

## 四、名词解释

1. 补体系统

2. 补体活化的经典途径

3. 补体活化的 MBL 途径

4. 补体活化的旁路途径

## 五、问答题

1. 试述补体系统的组成。

2.补体系统具有哪些生物学作用？

3.试比较三条补体激活途径的主要差异。

# 六、细胞因子、白细胞分化抗原及黏附因子

一、单选题

1.细胞因子不包括

 A.肿瘤坏死因子   B.抗体     C.白细胞介素

 D.生长因子     E.干扰素

2.主要功能是抗病毒感染的细胞因子是

 A.干扰素      B.红细胞生成素  C.肿瘤坏死因子

 D.白细胞介素    E.趋化性细胞因子

3.主要刺激粒细胞系前体细胞分化的细胞因子是

 A.G-CSF     B.IL-1     C.IL-3

 D.GM-CSF    E.IL-7

4.在 Ig 类别转化中，能促进 IgM 转化为 IgE 的细胞因子是

 A.IL-4      B.TNF     C.IL-2

 D.IL-1      E.IL-6

5.选择性刺激造血干细胞增殖分化的细胞因子是

 A.IL       B.TNF     C.IFN

 D.CSF      E.TGF

6.能使红细胞样前体细胞增殖分化为成熟红细胞的细胞因子是

 A.IL-1      B.IL-2     C.IL-4

 D.IFN      E.EPO

7.使已激活的 T 细胞继续增殖分化的细胞因子是

 A.IL-1      B.IL-2     C.IL-3

 D.IL-6      E.IL-5

8.能直接杀伤肿瘤细胞的细胞因子是

 A.IL-1      B.IFN     C.TNF

 D.IL-6      E.IL-4

9.Th1 细胞被认为可分泌

 A.IL-2      B.IL-3     C.IFN γ

    D. GM-CSF             E. 以上均正确

10. 抗肿瘤最佳的细胞因子是

    A. IL-1                B. TNF             C. 抗生素

    D. 补体               E. PHA

11. 细胞因子不包括

    A. 淋巴毒素           B. 过敏毒素         C. IL-2

    D. 集落刺激因子       E. 干扰素

12. 关于细胞因子的叙述，正确的是

    A. 一种细胞因子有多种生物学活性     B. 细胞因子的作用具有高度特异性

    C. 细胞因子的作用受 MHC 限制       D. 细胞因子间无相互作用

    E. 细胞因子均由一条肽链组成

13. 细胞因子不具备的特性是

    A. 多效性             B. 拮抗性          C. 重叠性

    D. 特异性            E. 协同性

14. 关于细胞因子的叙述，下列哪项是错误的

    A. 一般是小分子量蛋白质          B. 与 CKR 结合后才能发挥作用

    C. 生物学效应具有拮抗性          D. 生物学效应具有重叠性

    E. 主要以内分泌性方式发挥作用

15. 刺激 B 细胞产生 IgA 的主要细胞因子是

    A. TGF-β           B. IFN-γ          C. IL-10

    D. TNF-β           E. IL-18

16. 能促进未致敏的 $CD4^+T$ 细胞分化成 Th1 细胞的细胞因子是

    A. IL-1               B. IL-12           C. IL-4

    D. IL-6               E. IL-10

17. 能介导白细胞间相互作用的细胞因子是

    A. 单核因子           B. IFN            C. TNF

    D. CSF               E. IL

18. 能促进未致敏的 $CD4^+T$ 细胞分化成 Th2 细胞的细胞因子

    A. IL-1               B. IL-2           C. IL-3

    D. IL-4               E. IL-5

19. 能增强 MHC I 类分子表达的细胞因子是

    A. TGF              B. IFN            C. TNF

D. CSF　　　　　　　　　E. IL-2

20. Th1 细胞通过产生何种细胞因子抑制 Th2 细胞的活性

A. IL-1　　　　　　　　B. IFN-γ　　　　　　　　C. TNF

D. CSF　　　　　　　　E. IL-4

21. 白细胞分化抗原是指

A. 白细胞表面的全部膜分子

B. T 细胞表面的膜分子

C. 淋巴细胞表面的膜分子

D. 主要为 TCR 和 BCR

E. 白细胞在正常分化成熟不同谱系、不同阶段以及活化中出现或消失的细胞表面标记

22. 黏附分子的正确概念是

A. 细胞在正常分化、成熟、活化过程中，出现或消失的表面标记

B. 介导细胞之间或细胞与基质之间相互接触和结合的一类分子

C. 由活化的细胞分泌的调节多种细胞生理功能的小分子多肽

D. 体液中正常存在的具有酶活性和自我调节作用的一组大分子系统

E. 是一组广泛参与免疫应答并代表个体特异性的抗原分子

23. 整合素家族得名是因为

A. 介导细胞与细胞外基质的黏附，使细胞附着而形成整体

B. 分子结构和肽链氨基酸组成与免疫球蛋白有一定同源性

C. 介导淋巴细胞的归巢

D. 介导同型细胞间相互聚集的黏附分子

E. 以上都不是

24. 下列哪个 CD 分子是 "HIV" 的受体

A. CD3　　　　　　　　B. CD4　　　　　　　　C. CD8

D. CD21　　　　　　　E. CD40

25. CD2 分子的配体主要是

A. CD3　　　　　　　　B. CD4　　　　　　　　C. CD8

D. CD28　　　　　　　E. CD58

26. CD21 分子又可称为

A. 补体受体 3　　　　　　　　　　B. EB 病毒受体

C. 淋巴细胞功能相关抗原 2　　　　D. 淋巴细胞功能相关抗原 3

E. 绵羊红细胞受体

27. 下列关于 CD28 分子的叙述错误的是

    A. CD28 分子是由二硫键相连的异源二聚体

    B. CD28 分子的配体是 B7 家族

    C. 90%CD4$^+$T 细胞可表达 CD28

    D. CD28 提供 T 细胞活化的辅助信号

    E. 50%CD8$^+$T 细胞可表达 CD28

28. 白细胞分化抗原的组成大多数是

    A. 跨膜蛋白或糖蛋白　　　B. 跨膜磷脂　　　　　　　C. 跨膜化学基因

    D. 跨膜无机物　　　　　　E. 跨膜有机物

29. 选择素分子的主要作用是

    A. 在血流状态下介导白细胞与血管内皮细胞的起始黏附

    B. 在炎症渗出中，介导白细胞穿越血管内皮细胞的过程

    C. 在生长发育过程中，介导同型细胞间的黏附作用

    D. 主要参与细胞间的相互识别作用

    E. 主要介导淋巴细胞向中枢免疫器官的归巢

30. 淋巴细胞归巢是指

    A. 成熟淋巴细胞向中枢免疫器官的迁移

    B. 淋巴细胞的一种定向迁移形式

    C. 淋巴细胞随血流到达全身器官

    D. 未成熟 T 细胞在胸腺内从皮质移行到髓质

    E. 以上都不是

31. 既作为淋巴细胞的归巢受体又与肿瘤转移有关的是

    A. CD2　　　　　　　　　B. CD3　　　　　　　　　C. CD4

    D. CD8　　　　　　　　　E. CD44

32. 归巢受体表达在

    A. 血管内皮细胞表面　　　B. APC 表面　　　　　　　C. 血小板表面

    D. 红细胞表面　　　　　　E. 淋巴细胞表面

33. 下列哪项不是黏附分子的作用

    A. 参与淋巴细胞的归巢　　　　　　　B. 参与炎症的形成

    C. 参与免疫细胞的发育与分化　　　　D. 参与补体系统的激活

    E. 参与血栓形成

34. LFA-2 的配体分子是

　　A. LFA-1　　　　　　B. VLA-1　　　　　　C. ICAM-1

　　D. $CD_2$　　　　　　E. LFA-3

## 二、多选题

1. 细胞因子的作用特点是

　　A. 产生和作用具有多向性　　　　　B. 以旁分泌和自分泌方式发挥作用

　　C. 与 CKR 结合后才发挥作用　　　　D. 具有高效性

　　E. 以网络形式发挥作用

2. 能促进 B 细胞在分化过程中发生类别转换的细胞因子包括

　　A. IL-4　　　　　　B. IL-12　　　　　　C. IL-15

　　D. TGF-β　　　　　E. CSF

3. 下列有关 IFN-γ 的叙述，哪项是正确的

　　A. 能激活 CTL　　　　　　　　　B. 是一种重要的巨噬细胞激活因子

　　C. 能刺激有核细胞表达 MHC Ⅰ 类分子　　D. 能增强 NK 的杀伤活性

　　E. 主要由活化 T 细胞和 NK 细胞产生

4. 细胞因子的生物学效应具有

　　A. 多效性　　　　　　B. 重叠性　　　　　　C. 拮抗性

　　D. 协同性　　　　　　E. 特异性

5. 细胞因子分泌的特点是

　　A. 多细胞来源，一种 CK 可由不同类型细胞产生

　　B. 一种细胞只能产生一种细胞因子

　　C. 以自分泌方式作用于产生细胞本身

　　D. 以旁分泌方式作用于邻近细胞

　　E. 以内分泌方式作用于远处靶细胞

6. 细胞因子的生物学活性包括

　　A. 抗细菌作用　　　　　B. 抗病毒作用　　　　　C. 中和作用

　　D. 调理作用　　　　　　E. 刺激造血

7. 能刺激 B 细胞增殖的细胞因子包括

　　A. TGF-β　　　　　　B. IFN-α　　　　　　C. IL-6

　　D. IL-13　　　　　　E. IL-8

8. 细胞因子及其相关制剂已被 FDA 批准用于治疗

　　A. 慢性肉芽肿病　　　　　　B. 肿瘤化疗后白细胞减少

C. 转移性肾细胞癌      D. 多发性硬化症

E. 类风湿关节炎

9. 下列有关 TNF-α 的叙述，哪些是正确的

A. 能增加血管的通透性      B. 能促进 IgG 进入感染部位

C. 能激活 NK 细胞      D. 能引起发热反应

E. 主要由激活的 T 细胞产生

10. 细胞表面标志包括

A. 膜抗原      B. 细胞外基质      C. 膜受体

D. 可溶性因子      E. MHC 分子

11. P- 选择素主要分布于

A. 白细胞      B. 血小板      C. 巨核细胞

D. 红细胞      E. 活化内皮细胞

### 三、填空题

1. 细胞因子按结构和功能可被分为＿＿＿＿＿、＿＿＿＿＿、＿＿＿＿＿、
＿＿＿＿＿、＿＿＿＿＿、＿＿＿＿＿等六类。

2. 细胞因子的主要生物学活性包括＿＿＿＿＿、＿＿＿＿＿、＿＿＿＿＿、
＿＿＿＿＿、＿＿＿＿＿、＿＿＿＿＿。

3. 细胞因子通常以＿＿＿＿＿或＿＿＿＿＿形式作用于邻近细胞或细胞因子产生
细胞本身，也可通过＿＿＿＿＿方式作用于远处的细胞。

4. 可直接杀伤肿瘤细胞或病毒感染细胞的细胞因子有＿＿＿＿＿和＿＿＿＿＿。

5. 介导炎症反应的细胞因子主要包括＿＿＿＿＿、＿＿＿＿＿、＿＿＿＿＿
和＿＿＿＿＿。

6. 由＿＿＿＿＿产生的细胞因子称为淋巴因子；由＿＿＿＿＿产生的细胞因子称
为单核因子；可刺激骨髓干细胞或祖细胞分化成熟的细胞因子称为＿＿＿＿＿。

7. TNF 分为两种，即 TNF-α 和 TNF-β。前者主要由＿＿＿＿＿产生；后者主要
由活化的＿＿＿＿＿产生。

8. 白细胞分化抗原是指白细胞（及血小板、血管内皮细胞等）正常分化成熟为不同谱系、
不同阶段以及活化过程中，＿＿＿＿＿的细胞表面标志，多为＿＿＿＿＿。

9. 黏附分子指介导＿＿＿＿＿相互接触和结合的一类分子，多为糖蛋白，分布于细
胞表面或细胞外基质（ECM），以＿＿＿＿＿形式发挥作用。

10. 黏附分子根据其结构特点可分为＿＿＿＿＿家族、＿＿＿＿＿家族、＿＿＿＿＿
家族、＿＿＿＿＿家族等。

## 四、名词解释

1. 细胞因子

2. 干扰素（IFN）

3. 肿瘤坏死因子（TNF）

4. 白细胞分化抗原

5. CD

6. 细胞黏附分子

7. 整合素家族

8. 选择素家族

## 五、问答题

1. 什么是细胞因子？主要可分几类？其共同特点是什么？

2. 简述白细胞分化抗原、CD 分子和黏附分子的基本概念。

# 七、主要组织相容性复合体及其编码分子

## 一、单选题

1. 人或动物体内代表个体特异性的能引起强烈而迅速排斥反应的抗原系统称为

    A. 组织相容性抗原     B. 移植抗原     C. 白细胞抗原

    D. 主要组织相容性抗原系统     E. 主要组织相容性复合体

2. 编码主要组织相容性抗原系统的基因群称为

    A. 组织相容性抗原     B. 移植抗原     C. 白细胞抗原

    D. 主要组织相容性抗原系统     E. 主要组织相容性复合体

3. 不表达 HLA Ⅰ类抗原的细胞是

    A. 淋巴细胞     B. 成熟红细胞     C. 血小板

    D. 网织红细胞     E. 粒细胞

4. HLA 的基因型是指

    A. HLA 基因在体细胞一条染色体上的组合

    B. HLA 基因在体细胞两条染色体上的组合

    C. 一条染色体上的基因组合

    D. 两条染色体上的基因组合

    E. 某一个体 HLA 分子的特异性型别

5. 对人而言，HLA 分子属于

    A. 异嗜性抗原　　　　　　B. 同种异型抗原　　　C. 异种抗原

    D. 共同抗原　　　　　　　E. 改变修饰的自身抗原

6. 一般说，与内源性抗原提呈有关的分子是

    A. MHC Ⅱ类分子　　　　B. CD1 分子　　　　　C. MHC Ⅰ类分子

    D. MHC Ⅲ类分子　　　　E. 黏附分子

7. HLA 复合体位于

    A. 第 17 号染色体上　　　B. 第 6 号染色体上　　C. 第 15 号染色体上

    D. 第 16 号染色体上　　　E. 第 22 号染色体上

8. 关于 HLA 抗原，下列哪项是最正确的

    A. 存在于红细胞上　　　　　　　　B. 只存在于白细胞上

    C. 只存在于淋巴细胞上　　　　　　D. 只存在于血小板上

    E. 存在于一切有核细胞上

9. 将健康人的组织或器官来替代患者丧失功能的组织和器官，常常会发生排斥反应，
   此时 HLA 分子被认为是

    A. 同种异型抗原　　　　B. 异嗜性抗原　　　　C. 异种抗原

    D. 同种抗原　　　　　　E. 改变的自身抗原

10. 与 MHC Ⅱ类分子结合的是

    A. CD2　　　　　　　　B. CD3　　　　　　　C. CD4

    D. CD5　　　　　　　　E. CD8

11. 与 MHC Ⅰ类分子结合的是

    A. CD2　　　　　　　　B. CD3　　　　　　　C. CD4

    D. CD5　　　　　　　　E. CD8

12. 下列哪些细胞间相互作用受 MHC Ⅱ类分子限制

    A. NK 细胞杀伤肿瘤细胞　　　　　　B. APC 呈递抗原给 Th 细胞

    C. Mφ 吞噬靶细胞　　　　　　　　　D. Tc 细胞杀伤靶细胞

    E. B 细胞识别外来抗原

13. 根据移植物来源，哪种肾存活率高

    A. 异种肾　　　　　　　B. 同种肾　　　　　　C. 同卵双生同胞供体肾

    D. 亲属供体肾　　　　　E. 父母的肾

14. 决定 MHC 分子多态性的因素是

    A. MHC 基因连锁不平衡　　　　　　B. MHC 分子可以分裂

C. MHC 分子有相关性　　　　　　D. MHC 分子间有交叉反应

E. MHC 基因是复等位基因，均为共显性

15. 根据单倍型遗传方式，同胞之间有一个单倍型相同的概率为

    A. 10%　　　　　　　　B. 25%　　　　　　　　C. 50%

    D. 75%　　　　　　　　E. 100%

16. HLA 分子多态性部位是

    A. 肽结合区　　　　　　B. 跨膜区　　　　　　C.Ig 样区

    D. 细胞质区　　　　　　E. 以上都不是

17. 表达 HLA Ⅰ类分子密度最高的细胞是

    A. 肝细胞　　　　　　　B. 肌肉细胞　　　　　C.Mφ 细胞

    D. 淋巴细胞　　　　　　E. 肾细胞

18. MHC 分子参与下列哪种细胞的分化过程

    A. 淋巴干细胞分化为原 T 细胞

    B. 成熟 T 细胞分化为记忆 T 细胞

    C. 淋巴干细胞分化为原 B 细胞

    D. 前 T 细胞分化为成熟 T 细胞

    E. 造血干细胞分化为淋巴干细胞

19. 能提呈外源性蛋白质抗原的细胞

    A. CD4$^+$ 细胞　　　　　　　　　B. CD8$^+$ 细胞

    C. 表达 MHC Ⅰ类分子的细胞　　　D. 表达 MHC Ⅱ类分子的细胞

    E. TCR$^+$ 细胞

20. 移植抗原是

    A. CD 分子　　　　　　B. CK　　　　　　　　C. AM

    D. HLA 分子　　　　　　E. Ig 分子

21. 亲代与子代间必然有一个 HLA 单倍型相同是因为

    A. 单倍型遗传方式　　　　　　B. 高度多态性现象

    C. 连锁不平衡　　　　　　　　D. 性连锁遗传

    E. 等位基因同源染色体之间的交换

22. 为患者做器官移植 HLA 配型时，下列供者中哪个最合适

    A. 患者父母　　　　　　　　　B. 患者妻子

    C. 患者同胞兄弟姐妹　　　　　D. 患者子女

    E. 患者同卵双生同胞兄弟姐妹

23. 现知 MHC 的主要功能是

  A. 专司组织相容         B. 专司移植排斥

  C. 专司疾病易感         D. 专司疾病抵抗

  E. 提呈抗原

24. 与 HLA-B27 阳性关联的是

  A. 类风湿关节炎         B. 系统性红斑狼疮

  C. 强直性脊柱炎         D. 肾小球性肾炎咯血综合征

  E. 乳糜泻

## 二、多选题

1. MHC 是

  A. 主要组织相容性复合体的英文字头缩写

  B. 特定染色体上一个 DNA 区段

  C. 包含多个基因座位

  D. 专司移植物的排斥

  E. 专司外来抗原的提呈

2. 人的 MHC

  A. 称为 HLA 基因或 HLA 基因复合体    B. 称为 H-2

  C. 在第 6 号染色体短臂       D. 在第 17 号染色体

  E. 在第 15 号染色体

3. MHC 分子的遗传特征是

  A. 单倍型遗传     B. 连锁不平衡     C. 同源染色体交换

  D. 性连锁遗传     E. 高度多态性

4. 人 MHC 经典 I 类基因座位是

  A. HLA-A       B. HLA-B       C. HLA-C

  D. HLA-E       E. HLA-F

5. HLA II 类基因包括

  A. HLA-A、HLA-B、HLA-C      B. HLA-DR

  C. HLA-Bf           D. HLA-DP

  E. HLA-DQ

6. MHC 多样性是因其有

  A. 多基因性     B. 多染色体性     C. 多细胞性

  D. 多态性      E. 多功能性

7. 对经典的 HLA Ⅰ类分子描述正确的是

    A. 由 α 链和 β2-m 构成异二聚体     B. Ⅰ类基因仅编码 α 链

    C. β2-m 编码基因在 15 号染色体     D. 表达在所有有核细胞表面

    E. 抗原结合槽两端开放

8. 对经典 HLA Ⅱ类分子描述正确的是

    A. 是有 α 链和 β 链的异二聚体     B. DRα–DRβ 对应于小鼠的 Eβ–Eα

    C. DQα–DQβ 对应于小鼠的 Aβ–Aα     D. DPα–DPβ 在小鼠无对应物

    E. 抗原结合槽两端封闭

9. 对 HLA Ⅰ类和Ⅱ类等位基因产物表述正确的是

    A. 具有共显性

    B. Ⅰ类分子表达于所有有核细胞表面

    C. Ⅱ类分子仅表达于淋巴样组织中的细胞

    D. 同源染色体对应座位上两个等位基因不同时表达

    E. 只有在外来抗原存在时才表达

10. MHC 分子的功能包括

    A. 参与 T 细胞活化     B. 参与对 Ag 的处理和提呈

    C. 约束免疫细胞间相互作用     D. 参与对免疫应答的遗传控制

    E. 诱导自身混合淋巴细胞反应

## 三、填空题

1. 人类 MHC 称为_____，其编码产物称为_____。

2. HLA 复合体位于人_____上，_____类基因集中于远离着丝点一端，_____类基因集中于近着丝点一端

3. HLA 复合体的特征：_____、_____、_____和_____。

## 四、名词解释

1. MHC

2. HLA

3. 锚定位与锚定残基

4. 单元型

5. 连锁不平衡

## 五、问答题

1. MHC 分子的主要生物学功能是什么？

2. HLA 与临床医学有什么关系？

3. 什么是 HLA 基因复合体的多基因性和多态性？

# 八、免疫细胞

## 一、单选题

1. 哺乳动物的造血最早发生在

    A. 胎肝                 B. 卵黄囊             C. 骨髓

    D. 胸腺                 E. 法氏囊

2. 出生后人类造血干细胞主要来源于

    A. 肝                    B. 淋巴结            C. 胸腺

    D. 骨髓                 E. 脾脏

3. 在分化为中性粒细胞谱系中起关键作用的细胞因子是

    A. G-CSF/GM-CSF       B. M-CSF/GM-CSF       C. IL-3/IL-4

    D. EPO                E. TPO

4. 在巨核细胞/血小板谱系分化中起关键作用的细胞因子是

    A. EPO               B. TPO              C. SCF

    D. GM-SCF         E. IL-5

5. 在红系分化中起主要作用的细胞因子是

    A. TPO               B. GM-CSF         C. IL-3

    D. IL-4               E. EPO

6. 参与嗜酸性粒细胞分化成熟的细胞因子是

    A. IL-2               B. IL-4             C. IL-5

    D. IL-7               E. IL-8

7. 既具有吞噬杀菌作用，又具有抗原加工提呈作用的细胞是

    A. 中性粒细胞        B. 巨噬细胞         C. 树突状细胞

    D. B 细胞            E. 血管内皮细胞

8. 活化巨噬细胞不能产生的细胞因子是

    A. IL-1               B. IL-2             C. IL-8

    D. IL-12             E. IL-6

9. 活化巨噬细胞产生的对吞噬细胞具有趋化和激活作用的细胞因子是

    A. IL-1               B. IL-6             C. IL-8

    D. IL-12            E. TNF-α

10. NK 细胞所不具备的生物学功能是

　　A. 非特异杀伤某些病毒感染的靶细胞

　　B. 非特异杀伤肿瘤靶细胞

　　C. 通过 ADCC 作用杀伤肿瘤和病毒感染的靶细胞

　　D. 通过释放穿孔素杀伤肿瘤靶细胞

　　E. 通过释放蛋白水解酶杀伤病毒感染的靶细胞

11. 下列淋巴细胞中，不属固有免疫细胞的是

　　A. γδT 细胞　　　　　B. αβT 细胞　　　　C. NKT 细胞

　　D. NK 细胞　　　　　E. B1 细胞

12. 白细胞中数量最多，存活期最短的细胞是

　　A. 单核细胞　　　　　B. 嗜酸性粒细胞　　C. 淋巴细胞

　　D. 中性粒细胞　　　　E. 嗜碱性粒细胞

13. 巨噬细胞表面可识别病原菌表面岩藻糖残基的模式识别受体是

　　A. 清道夫受体　　　　B. TLR4　　　　　　C. 甘露糖受体

　　D. C3b 受体　　　　　E. TLR2

14. 巨噬细胞分泌的对多种固有免疫细胞具有抑制作用的细胞因子是

　　A. IL-1β　　　　　　B. IL-18　　　　　　C. IL-6

　　D. IL-12　　　　　　E. IL-10

15. 能够发挥 ADCC 效应的淋巴细胞是

　　A. T 细胞　　　　　　B. CTL 细胞　　　　C. NK 细胞

　　D. NKT 细胞　　　　　E. B1 细胞

16. 外周血白细胞中含量最低的细胞是

　　A. 单核细胞　　　　　B. 中性粒细胞　　　C. 嗜酸性粒细胞

　　D. 嗜碱性粒细胞　　　E. T 细胞

17. 可诱导初始 T 细胞活化的免疫细胞是

　　A. 肥大细胞　　　　　B. B1 细胞　　　　　C. 巨噬细胞

　　D. 树突状细胞　　　　E. 上皮细胞

18. 对寄生虫具有吞噬杀伤作用的免疫细胞是

　　A. 中性粒细胞　　　　B. 单核细胞　　　　C. 嗜酸性粒细胞

　　D. 嗜碱性粒细胞　　　E. 淋巴细胞

19. T 细胞在胸腺发育过程中，阴性选择时被删除的细胞是

　　A. 不能与 MHC/ 肽有效结合的 DP 细胞

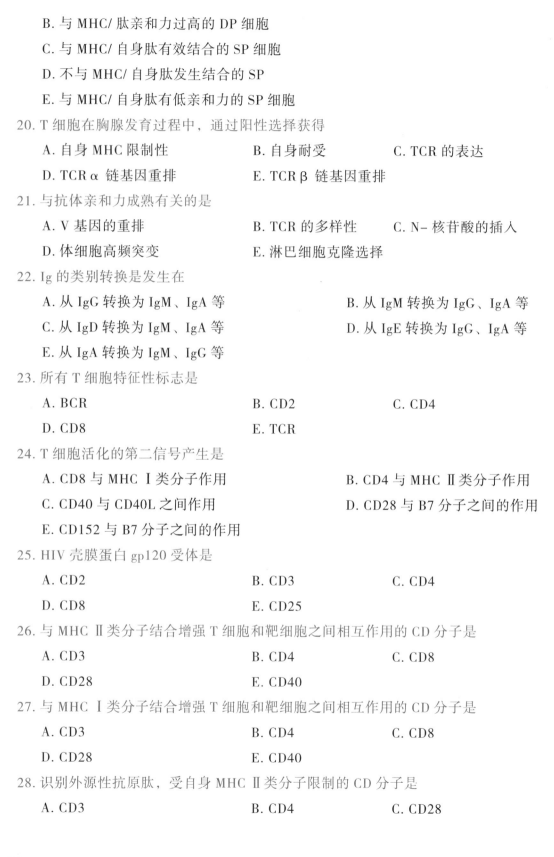

B. 与 MHC/ 肽亲和力过高的 DP 细胞

C. 与 MHC/ 自身肽有效结合的 SP 细胞

D. 不与 MHC/ 自身肽发生结合的 SP

E. 与 MHC/ 自身肽有低亲和力的 SP 细胞

20. T 细胞在胸腺发育过程中，通过阳性选择获得

A. 自身 MHC 限制性　　　　　B. 自身耐受　　　　C. TCR 的表达

D. TCR α 链基因重排　　　　　E. TCR β 链基因重排

21. 与抗体亲和力成熟有关的是

A. V 基因的重排　　　　　B. TCR 的多样性　　　　C. N- 核苷酸的插入

D. 体细胞高频突变　　　　E. 淋巴细胞克隆选择

22. Ig 的类别转换是发生在

A. 从 IgG 转换为 IgM、IgA 等　　　　　　　　B. 从 IgM 转换为 IgG、IgA 等

C. 从 IgD 转换为 IgM、IgA 等　　　　　　　　D. 从 IgE 转换为 IgG、IgA

E. 从 IgA 转换为 IgM、IgG 等

23. 所有 T 细胞特征性标志是

A. BCR　　　　　B. CD2　　　　　C. CD4

D. CD8　　　　　E. TCR

24. T 细胞活化的第二信号产生是

A. CD8 与 MHC Ⅰ类分子作用　　　　　　B. CD4 与 MHC Ⅱ类分子作用

C. CD40 与 CD40L 之间作用　　　　　　　D. CD28 与 B7 分子之间的作用

E. CD152 与 B7 分子之间的作用

25. HIV 壳膜蛋白 gp120 受体是

A. CD2　　　　　B. CD3　　　　　C. CD4

D. CD8　　　　　E. CD25

26. 与 MHC Ⅱ类分子结合增强 T 细胞和靶细胞之间相互作用的 CD 分子是

A. CD3　　　　　B. CD4　　　　　C. CD8

D. CD28　　　　E. CD40

27. 与 MHC Ⅰ类分子结合增强 T 细胞和靶细胞之间相互作用的 CD 分子是

A. CD3　　　　　B. CD4　　　　　C. CD8

D. CD28　　　　E. CD40

28. 识别外源性抗原肽，受自身 MHC Ⅱ类分子限制的 CD 分子是

A. CD3　　　　　B. CD4　　　　　C. CD28

D. CD8                                E. CD152

29.可促进 Th1 细胞进一步分化，同时抑制 Th2 细胞增生的细胞因子是

    A. IL-2                    B. IL-4                    C. IFN-γ

    D. TNF-β                   E. IL-13

30.细胞免疫应答引起的炎症反应主要由

    A. Th1 细胞分泌的细胞因子引起

    B. Th2 细胞分泌的细胞因子引起

    C. Th3 细胞分泌的细胞因子引起

    D. Tr1 细胞分泌的细胞因子引起

    E. CTL 分泌的穿孔素引起

31.可促进 CTL 细胞生成的细胞因子是

    A. IL-2                    B. IL-4                    C. IL-6

    D. IL-10                   E. IL-12

32.识别内源性抗原肽，受自身 MHC Ⅰ类分子限制的 CD 分子是

    A. CD3                     B. CD4                     C. CD28

    D. CD8                     E. CD152

33.人类 B 细胞分化成熟的场所是

    A. 胸腺                     B. 骨髓                     C. 法氏囊

    D. 淋巴结                   E. 脾脏

34.鉴别 B-1 细胞和 B-2 细胞的主要表面标志是

    A. CD4                     B. CD8                     C. CD5

    D. CD28                    E. CD40

35.B 细胞上的 EB 病毒受体是

    A. CD5                     B. CD19                    C. CD22

    D. CD21                    E. CD35

36.恒定地表达于成熟 B 细胞上的协同刺激分子是

    A. CD40                    B. CD40L                   C. CD152

    D. CD28                    E. CD5

37.B-1 细胞产生的抗体主要是

    A. 高亲和力 IgG 类抗体                    B. 高亲和力 IgM 类抗体

    C. 低亲和力 IgG 类抗体                    D. 低亲和力 IgM 类抗体

    E. 低亲和力 IgA 类抗体

38. B-1 细胞识别的抗原主要是

    A. 颗粒性抗原          B. 蛋白质抗原         C. 脂类抗原

    D. 多糖类抗原        E. 胸腺依赖性抗原

## 二、多选题

1. 多能造血干细胞具有的两种重要潜能是

    A. 分泌细胞因子       B. 自我更新         C. 分化

    D. 自身 MHC 限制      E. 自身耐受

2. T 细胞在胸腺发育过程中获得的特性包括

    A. TCR 的表达         B. 自身 MHC 限制    C. 自我更新

    D. 自身耐受          E. BCR 的表达

3. Ig 重链 V 区基因包括

    A. V 基因片段        B. D 基因片段      C. J 基因片段

    D. F 基因片段        E. H 基因片段

4. Ig 轻链 V 区基因包括

    A. V 基因片段        B. D 基因片段      C. J 基因片段

    D. L 基因片段        E. F 基因片段

5. 在 TCR 中，基因和结构与 BCR 重链相似是

    A. δ 链            B. α 链           C. β 链

    D. η 链            E. γ 链

6. 淋巴样干细胞继续分化为

    A. B 细胞          B. T 细胞         C. 粒细胞

    D. NK 细胞        E. 巨噬细胞

7. 具有 ADCC 作用的免疫细胞是

    A. 树突状细胞       B. 巨噬细胞      C. 中性粒细胞

    D. 嗜碱性粒细胞    E. NK 细胞

8. B1 细胞主要特性和抗体应答特点是

    A. 具有自我更新能力

    B. 接受抗原刺激之后，48 小时之内即可产生以 IgM 为主的抗体

    C. 增殖分化过程中，可发生 Ig 类别转换

    D. 具有免疫记忆，可产生再次应答

    E. 主要存在于外周免疫器官淋巴滤泡内

9.巨噬细胞的主要生物学作用包括

A. 吞噬杀伤病原微生物

B. 分泌促炎细胞因子引起发热和急性期反应

C. 加工处理提呈抗原，启动特异性免疫应答

D. 活化后可通过释放穿孔素非特异杀伤肿瘤细胞

E. 活化后可通过表达 FasL 诱导靶细胞凋亡

10.γδT 细胞的主要生物学作用包括

A. 非特异杀伤胞内寄生菌

B. 非特异杀伤某些病毒感染的细胞

C. 分泌细胞因子参与免疫调节

D. 非特异杀伤某些肿瘤细胞

E. 对靶细胞杀伤受 MHC Ⅰ类分子限制

11.T 细胞的辅助受体是

A. CD2　　　　　　　B. CD3　　　　　　　C. CD4

D. CD8　　　　　　　E. CD28

12.非特异刺激 T 细胞增殖的物质是

A. 植物血凝素　　　　B. 脂多糖　　　　　　C. 刀豆蛋白 A

D. 美洲商陆　　　　　E. 葡萄球菌 A 蛋白

13.属于 T 细胞协同刺激分子受体的是

A. CD28　　　　　　B. CD152　　　　　　C. CD8

D. CD40　　　　　　E. ICOS

14.T 细胞表面介导细胞间黏附的表面分子包括

A. CD2　　　　　　　B. ICAM-1　　　　　C. LFA-1

D. ICOS　　　　　　E. CD152

15.TCRαβ-CD3 复合物识别抗原

A. 受 MHC Ⅰ类分子限制　　　　　　B. 受 MHC Ⅱ类分子限制

C. 不受 MHC 限制　　　　　　　　　D. 受体缺乏多样性

E. 主要识别非肽类分子

16.CD8$^+$CTL 细胞直接杀伤靶细胞的机制是

A. 分泌穿孔素　　　　B. 颗粒酶　　　　　　C. 淋巴毒素

D. 诱导靶细胞凋亡　　E. ADCC

17.Th1 细胞通过分泌 IL-2、IFN-γ 等发挥其效应功能包括

A. 介导细胞免疫应答　　　　　　　　B. 参与迟发型超敏反应

C. 抗细胞内寄生虫感染 　　　　　　　　D. 参与器官特异性自身免疫性疾病

E. 介导体液免疫应答

18. 通过 FasL/Fas 途径诱导细胞凋亡的细胞是

A. 活化的巨噬细胞　　　　B. NK 细胞　　　　　　C. 活化的 Th2 细胞

D. 效应 CTL　　　　　　　E. 活化的 B 细胞

19. Th2 细胞通过分泌 IL-4、IL-5、IL-6 等细胞因子发挥其效应功能包括

A. 介导体液免疫应答　　B. 参与过敏性疾病　　　C. 介导细胞免疫应答

D. 抗寄生虫感染　　　　E. 参与迟发型超敏反应

20. B 细胞辅助受体包括

A. CD19　　　　　　　　B. CD21　　　　　　　　C. CD25

D. CD81　　　　　　　　E. CD86

21. B1 细胞主要存在于

A. 腹膜腔　　　　　　　B. 肠道固有层　　　　　C. 淋巴滤泡

D. 胸膜腔　　　　　　　E. 扁桃体

22. B 细胞的功能是

A. 产生抗体　　　　　　B. 提呈抗原　　　　　　C. 参与细胞免疫

D. 参与免疫调节　　　　E. 发挥细胞毒作用

23. 与 CD28 结合的 CD 分子是

A. CD40　　　　　　　　B. CD80　　　　　　　　C. CD86

D. CD21　　　　　　　　E. CD152

24. 与 B 细胞活化第二信号产生有关的膜表面分子是

A. CD40　　　　　　　　B. CD40L　　　　　　　C. CD28

D. CD80　　　　　　　　E. CD86

25. 成熟 B 细胞表达的 mIg 主要为

A. mIgA　　　　　　　　B. mIgM　　　　　　　　C. mIgD

D. mIgG　　　　　　　　E. mIgE

三、名词解释

1. 造血干细胞

2. 阳性选择

3. 阴性选择

4. 免疫球蛋白类别转换

5. 树突状细胞（DC）

6. 自然杀伤（NK）细胞

7. 抗体依赖细胞介导的细胞毒作用（ADCC）

8. 膜表面免疫球蛋白（SmIg）

9. B 细胞

10. 记忆 B 细胞

11. Th 细胞

12. CTL

13. $T_{DTH}$ 细胞

14. TCR

四、问答题

1. 简述多能造血干细胞和定向干细胞的分化。

2. B 细胞有哪些亚群及主要特点？

3. CTL 细胞的主要生物学作用？

4. 辅助性 T 细胞的特性与功能有哪些？

5. 请简述 T 细胞库和 B 细胞库如何形成。

# 九、固有免疫应答

一、单选题

1. 下列关于固有免疫哪种说法不正确

　　A. 是机体抵御病原微生物感染的第一道防线

　　B. 是个体与生俱来的一种生理功能

　　C. 识别特点是泛特异性的，能识别不同类型的微生物

　　D. 通过模式识别受体识别病原相关的分子模式

　　E. 模式识别受体的基因在个体发育过程中重排，且受体呈克隆化分布

2. 婴幼儿易发中枢神经系统感染，是由于

　　A. 物理屏障发育尚未完善所致　　　　　B. 化学屏障发育尚未完善所致

　　C. 微生物屏障尚未发育完善所致　　　　D. 血 – 脑屏障尚未发育完善所致

　　E. 血 – 胎屏障尚未发育完善所致

3. 早期固有免疫应答发生于

　　A. 感染 0~4 小时内　　　　　　　　　B. 感染后 4~24 小时内

　　C. 感染后 4~48 小时内　　　　　　　　D. 感染后 4~96 小时内

　　E. 感染 96 小时内

4. 下列哪些不属于固有免疫的效应分子

    A. 补体　　　　　　　　　　B. 抗体　　　　　　　　　　C. 防御素

    D. C 反应蛋白　　　　　　　E. 细胞因子

5. 关于非特异性免疫，正确的是

    A. 病原菌感染机体 96 小时后发生　　　　B. 经克隆扩增和分化

    C. 作用时间长　　　　　　　　　　　　　D. 需抗原提呈细胞处理抗原

    E. 无免疫记忆

6. 下列关于特异性免疫哪种说法是错误的

    A. 与非特异性免疫无关　　B. 具有高度的特异性　　C. 具有耐受性

    D. 具有记忆性　　　　　　E. 具有多样性

7. 即刻非特异性免疫应答发生在感染后

    A. 0~4 小时内　　　　　　B. 4~96 小时内　　　　　C. 24~48 小时内

    D. 96 小时内　　　　　　　E. 4~5 天

8. 参与天然免疫的效应分子不包括

    A. 防御素　　　　　　　　B. 补体系统　　　　　　　C. 细胞因子

    D. 溶菌酶　　　　　　　　E. 外毒素

9. 下列哪种受体属于模式识别受体

    A. 细胞因子受体　　　　　B. 补体受体　　　　　　　C. TCR

    D. Toll 样受体　　　　　　E. BCR

10. 模式识别受体可识别

    A. 细菌表面的甘露糖残基　　　　　　　B. 肿瘤相关抗原

    C. 肿瘤特异性抗原　　　　　　　　　　D. MHC Ⅰ类分子

    E. MHC Ⅱ类分子

11. 下列哪种细胞不属于非特异性细胞

    A. NKT 细胞　　　　　　　B. B1 细胞　　　　　　　C. B2 细胞

    D. γδT 细胞　　　　　　　E. NK 细胞

12. 在特异免疫应答的感应阶段，巨噬细胞的主要作用是

    A. 生成补体　　　　　　　B. 释放活性氧　　　　　　C. 参与 ADCC

    D. 分泌溶菌酶　　　　　　E. 摄取、加工处理和呈递抗原

13. 免疫应答的含义一般不包括

    A. 非特异性免疫　　　　　B. 特异性体液免疫　　　C. 特异性细胞免疫

    D. 变态反应　　　　　　　E. 免疫耐受

14. 在肝脏中的巨噬细胞称为
    A. 小胶质细胞 　　　　B. 巨噬细胞 　　　　C. 库普弗细胞
    D. 破骨细胞 　　　　　E. 单核细胞

15. 血液中数量最多的白细胞为
    A. 嗜酸性粒细胞 　　　B. 中性粒细胞 　　　C. T 细胞
    D. 淋巴细胞 　　　　　E. 嗜碱性粒细胞

16. 能通过 ADCC 作用杀伤肿瘤细胞的是
    A. CTL 细胞 　　　　　B. NK 细胞 　　　　C. 中性粒细胞
    D. B 细胞 　　　　　　E. 肥大细胞

17. 能加工处理提呈抗原的细胞为
    A. 中性粒细胞 　　　　B. 巨噬细胞 　　　　C. NK 细胞
    D. M 细胞 　　　　　　E. T 细胞

18. B1-B 细胞抗体应答的特点是
    A. 可针对 TD-Ag 产生体液免疫应答 　　B. 针对 TI-Ag 产生体液免疫应答
    C. 诱导产生抗体为 IgG 　　　　　　　D. 具有免疫记忆
    E. 作用时间长

19. B1 细胞主要分布于
    A. 血液 　　　　　　　　　　　B. 淋巴液
    C. 胸腺 　　　　　　　　　　　D. 淋巴结浅皮质区淋巴滤泡
    E. 腹腔和肠壁固有层

20. T 细胞中参与非特异性免疫应答的亚群是
    A. Th 细胞 　　　　　B. Tc 细胞 　　　　C. TCR α β$^+$ 细胞
    D. TCR γ δ$^+$ 细胞 　E. T$_{DTH}$

21. 具有非特异性杀伤作用的细胞是
    A. Th 细胞 　　　　　B. Tc 细胞 　　　　C. Ts 细胞
    D. NK 细胞 　　　　　E. B 细胞

22. 机体内最先发挥非特异性抗肿瘤作用的细胞是
    A. Tc 细胞 　　　　　B. NK 细胞 　　　　C. LAK 细胞
    D. 单核 - 巨噬细胞 　E. 中性粒细胞

23. γ δ T 细胞主要分布于
    A. 淋巴结深皮质区 　　　　　　B. 脾白髓中央动脉周围淋巴鞘内
    C. 黏膜和上皮组织中 　　　　　D. 外周血中
    E. 淋巴液中

24. γδT 细胞所不具备的生物学作用是

    A. 非特异性杀伤某些病毒感染的靶细胞

    B. 非特异性杀伤某些肿瘤细胞

    C. 分泌细胞因子介导炎症反应

    D. 分泌细胞因子参与免疫调节

    E. 非特异性杀伤损伤衰老的自身细胞

25. B1 细胞所不具备的抗体应答特点是

    A. 直接识别结合相应多糖抗原而被激活

    B. 接受抗原刺激后，相应抗体可在 48 小时之内产生

    C. 产生的抗体以 IgM 为主

    D. 增殖分化过程中，可发生 Ig 类别转换

    E. 不产生免疫记忆

26. 下列细胞因子中，具有抗病毒作用的细胞因子是

    A. IL-1                 B. IL-4               C. GM-CSF

    D. MCP-1            E. IFN

27. 可直接作用于革兰阳性菌细胞壁、使之溶解破坏的物质是

    A. C 反应蛋白          B. 穿孔素          C. 溶菌酶

    D. 甘露聚糖结合凝集素     E. TNF-α

28. 固有免疫细胞所不具备的应答特点是

    A. 直接识别病原体某些共有高度保守的配体分子

    B. 识别结合相应配体后，立即产生免疫应答

    C. 经克隆扩增和分化后，迅速产生免疫效应

    D. 没有免疫记忆功能，不能引起再次应答

    E. 免疫应答维持时间较短

29. 接受寄生虫刺激后，产生以 IL-4 为主的细胞因子的免疫细胞是

    A. 巨噬细胞           B. NK 细胞          C. γδT 细胞

    D. 肥大细胞           E. 树突状细胞

30. 巨噬细胞在组织中存活的时间约为

    A. 96 小时之内         B. 48 小时         C. 数月

    D. 数小时           E. 数周

31. B1 细胞通过表面 mIgM 可直接识别

    A. 感染细胞表面的热休克蛋白

B. 自身组织细胞表面的 MHC I 类分子

C. C 反应蛋白

D. 细菌多糖类抗原

E. 细菌表面的岩藻糖

## 二、多选题

1. 能依赖 IgG 抗体杀伤靶细胞的细胞有

A. CTL
B. NK
C. Mφ

D. 嗜酸性粒细胞
E. 中性粒细胞

2. 单核巨噬细胞有下列哪些性质

A. 参与免疫应答
B. 来源于骨髓
C. 表达 MHC I 类抗原

D. 分泌 TNF
E. 表达 MHC II 类抗原

3. 巨噬细胞的作用包括

A. 吞噬抗原性异物
B. 加工处理提呈抗原
C. 抗肿瘤

D. 分泌细胞因子
E. 促进局部炎症发生

4. NK 细胞的生物学活性包括

A. 分泌细胞因子，如 IFN-γ、TNF-β 干扰病毒复制

B. 直接特异性杀伤肿瘤细胞

C. 分泌穿孔素

D. ADCC 杀伤

E. 吞噬杀伤

5. 初次感染时，非特异免疫分为三个时相

A. 即刻非特异性免疫应答
B. 早期非特异性免疫应答

C. 特异性免疫应答诱导阶段
D. 中期非特异性免疫应答

E. 晚期非特异性免疫应答

6. 体内执行非特异性免疫功能的淋巴细胞是

A. γδT 细胞
B. αβT 细胞
C. B1 细胞

D. B2 细胞
E. NKT 细胞

7. 肝细胞合成分泌的急性期蛋白包括

A. 脂多糖结合蛋白
B. C4 结合蛋白
C. C 反应蛋白

D. 甘露聚糖结合凝集素
E. 乳铁蛋白

8. 适应性免疫应答的主要特点有

A. 抗原刺激 96 小时后启动

B. 抗原识别受体具有高度多样性，对抗原识别具有高度特异性

C. 经克隆扩增和分化后，发挥免疫效应

D. 具有免疫记忆功能，可发生再次应答

E. 发挥免疫效应无须固有免疫细胞参与

9. 模式识别受体

A. 较少多样性

B. 是胚系基因重排后编码的产物

C. 直接识别病原体表面某些共有的配体分子

D. 只表达于固有免疫细胞膜表面，无游离形式存在

E. 可识别凋亡细胞表面某些共有特定分子，如磷脂酰丝氨酸等

10. 分泌型模式识别受体包括

A. 甘露聚糖结合凝集素　　　　B. α - 防御素　　　　C. C 反应蛋白

D. 热休克蛋白　　　　　　　　E. 脂多糖结合蛋白

11. 固有免疫细胞表面模式识别受体包括

A. Toll 样受体　　　　　　　B. 清道夫受体　　　　C. 甘露糖受体

D. C3b 受体　　　　　　　　E. IgGFc 受体

三、名词解释

1. 固有免疫

2. 血 - 脑屏障

3. 血 - 胎屏障

4. 病原相关分子模式（PAMP）

5. 模式识别受体（PRR）

四、问答题

1. 试述固有免疫的生物学意义。

2. 试述巨噬细胞在固有免疫应答各阶段中的主要作用。

# 十、抗原提呈细胞与抗原提呈

一、单选题

1. 淋巴结中能提呈抗原的细胞有

A. B 细胞和 T 细胞　　　　B. T 细胞和巨噬细胞　　　　C. 巨噬细胞

D. 巨噬细胞和树突状细胞　　E. 巨噬细胞和 Th 细胞

2. 抗原提呈细胞膜上与提呈外源性抗原密切相关的表面标志是

    A. MHC Ⅰ类分子          B. MHC Ⅱ类分子        C. BCR

    D. TCR                      E. Fcγ R

3. 抗原提呈细胞膜上与提呈内源性抗原密切相关的表面标志是

    A. MHC Ⅰ类分子          B. MHC Ⅱ类分子        C. C3bR

    D. SmIg                     E. Fcγ R

4. 提呈低浓度抗原最有效的 APC 是

    A. 巨噬细胞              B. 树突状细胞          C. 上皮细胞

    D. B 细胞                E. 成纤维细胞

5. 体内提呈抗原能力最强的 APC 是

    A. 巨噬细胞              B. 树突状细胞          C. 上皮细胞

    D. B 细胞                E. 成纤维细胞

6. 不属于专职抗原提呈细胞的是

    A. 朗罕细胞              B. DC                   C. Mφ

    D. T 细胞                E. B 细胞

7. 下列细胞中, 具有抗原提呈作用的是

    A. NK 细胞             B. 巨噬细胞            C. 肥大细胞

    D. 嗜酸性粒细胞          E. 嗜碱性粒细胞

8. 广义的抗原提呈细胞是指

    A. 表达被特异性 T 细胞识别的抗原肽 –MHC 分子复合物的任何细胞

    B. 指那些能加工、处理外源性抗原, 表达 MHC Ⅱ类分子并激活 Th 的细胞

    C. 指那些能加工、处理内源性抗原, 表达 MHC Ⅰ类分子的细胞

    D. 表达被特异性 T 细胞识别的抗原肽的一类细胞

9. Mφ 的主要功能不包括

    A. 清除废物

    B. 转运抗原

    C. 与致敏 T 细胞结合, 具有特异的抗菌作用

    D. 加工提呈抗原

    E. 产生细胞因子

10. 有关 DC 分布错误的是

    A. 脑                 B. 肝             C. 肾

    D. 脾                 E. 皮肤

11. 巨噬细胞对外源性抗原的加工和呈递过程不包括

  A. 吞噬溶酶体形成         B. 吞噬体形成

  C. 抗原降解为抗原肽        D. 抗原肽在内质网中加工修饰

  E. 抗原肽与 MHC Ⅱ类分子结合复合物

12. 在组织中的主要 APC 是

  A. 朗格汉斯细胞     B. DC       C. B 细胞

  D. 并指状细胞      E. Mφ

13. 属于专职性 APC 的是

  A. 单核 – 巨噬细胞    B. 树突状细胞    C. B 细胞

  D. 上列 A 和 B 两项    E. 上列 A、B 和 C 三项

14. 能显著刺激初始型 T 细胞的 APC 是

  A. 单核 – 巨噬细胞    B. B 细胞      C. DC

  D. Th 细胞       E. NK 细胞

15. 仅能刺激已活化的或记忆性 T 细胞的 APC 是

  A. Mφ        B. B 细胞      C. DC

  D. 上列 A 和 B 两项    E. 上列 A、B 和 C 三项

16. DC 别于其他 APC 的最大特点是

  A. 能提呈抗原         B. 成熟时有树突状或伪足样突起

  C. 能刺激已活化的 T 细胞     D. 能刺激记忆性 T 细胞

  E. 能刺激初始型 T 细胞

17. 已知功能最强的 APC 是

  A. Mφ        B. B 细胞      C. DC

  D. 成纤维细胞     E. 内皮细胞

18. 根据来源可将 DC 分为以下两类

  A. 髓系来源的 DC 和淋巴系来源的 DC

  B. 淋巴样组织中的 DC 和非淋巴样组中的 DC

  C. 淋巴样组织中的 DC 和体液中的 DC

  D. 骨髓来源的 DC 和胸腺来源的 DC

  E. 多能造血干细胞来源的 DC 和前体细胞来源的 DC

二、多选题

1. 属于专职性 APC 的是

  A. 单核 – 巨噬细胞    B. 树突状细胞    C. B 细胞

  D. 内皮细胞      E. 上皮细胞

2. 能够提呈抗原的细胞包括

　　A. 树突状细胞　　　　　　B. B 细胞　　　　　　C. 内皮细胞

　　D. 成纤维细胞　　　　　　E. 肿瘤细胞

3. 非专职性 APC 是

　　A. B 细胞　　　　　　　　B. 内皮细胞　　　　　　C. 成纤维细胞

　　D. 各种上皮及间皮细胞　　E. 朗格汉斯细胞

4. 有吞噬作用的 APC 是

　　A. 单核 – 巨噬细胞　　　　B. FDC　　　　　　　C. IDC

　　D. LC　　　　　　　　　　E. B 细胞

5. 树突状细胞

　　A. 广泛分布于脑以外的全身各脏器

　　B. 亦存在于脑内，数量较少

　　C. 仅占人外周血单个核细胞的 1% 以下

　　D. 仅占小鼠脾单个核细胞的 0.2% ~0.5%

　　E. 都有 Birbeck 颗粒

6. 树突状细胞作为抗原提呈细胞的特点包括

　　A. 通过吞噬、吞饮和受体介导的内吞作用摄取抗原，但吞噬作用较弱

　　B. 高水平表达 MHC Ⅱ类分子

　　C. 成熟的 DC 抗原提呈能力强，摄取抗原能力弱

　　D. 未成熟的 DC 抗原提呈能力弱，摄取抗原能力强

　　E. FDC 通过 FcγR 和 C3bR 捕获并滞留抗原于细胞表面

7. 巨噬细胞作为抗原提呈细胞的特点包括

　　A. 具有强大的吞噬功能

　　B. 具有非特异性的吞饮作用

　　C. 具有受体介导的内吞作用

　　D. 表达 MHC Ⅰ类分子和 MHC Ⅱ类分子

　　E. 表达有 FcγR、补体受体及各种病原相关的模式识别受体

三、名词解释

1. 抗原提呈细胞

2. 抗原提呈

3. 内源性抗原

4. 外源性抗原

## 四、问答题

专职 APC 有几种？在摄取抗原的方式上有何不同？

# 十一、T 细胞介导的细胞免疫应答

## 一、单选题

1. T 细胞介导的免疫应答可人为分成的几个阶段是

    A. T 细胞特异性识别抗原阶段　　　　　B. T 细胞活化、增殖和分化阶段

    C. 效应 T 细胞的产生及效应阶段　　　　D. 上列 A 和 B 两项

    E. 上列 A、B 和 C 三项

2. Th1 在静息 Tc 分化为效应 Tc 中的作用主要是

    A. Th1 促进 Tc 释放穿孔素　　　　　　B. Th1 促进 Tc 表达 MHC Ⅱ类分子

    C. Th1 促进 Tc 的 TCR 表达　　　　　　D. 协助传递第一信号

    E. Th1 分泌促进增殖、分化的细胞因子

3. 向 T 细胞提供第二活化信号的重要共刺激分子是

    A. CD28/B7　　　　　B. CD28/CTLA-4　　　　　C. CD4/MHC Ⅱ类分子

    D. CD8/MHC Ⅰ类分子　　　　　E. 以上均是

4. 下列哪种细胞因子由 Th 细胞分泌并参与 Tc 的增殖及分化

    A. IL-1　　　　　B. TNF-β　　　　　C. IFN-γ

    D. MCF　　　　　E. MAF

5. Tc 杀伤靶细胞时，下列哪项是正确的

    A. Tc 无须与靶细胞接触　　　　　B. Tc 具有特异杀伤作用

    C. 穿孔素诱导靶细胞凋亡　　　　　D. 一个 Tc 只杀伤一个靶细胞

    E. 靶细胞溶解时 Tc 同时受损

6. 迟发型超敏反应的主要效应细胞是

    A. 活化的 NK 细胞　　　　　B. 活化的巨噬细胞　　　　　C. 活化的 Th2 细胞

    D. 中性粒细胞　　　　　E. 嗜酸性粒细胞

7. 能通过自分泌和旁分泌促进 T 细胞增殖的细胞因子是

    A. IL-1　　　　　B. IL-2　　　　　C. IFN-γ

    D. TNF-α　　　　　E. TNF-β

8. 受抗原作用后能分化增殖的细胞是

    A. 单核巨噬细胞　　　　　B. 中性粒细胞　　　　　C. 肥大细胞

    D. T 细胞　　　　　E. NK 细胞

9. 细胞间相互作用不受 MHC 限制的是

    A. Tc 细胞杀伤肿瘤细胞                B. Mφ 与 Th 细胞

    C. Tc 细胞杀伤病毒感染细胞        D. NK 细胞与肿瘤细胞

    E. Th 细胞与 DC 细胞

10. TCR 识别抗原的信号传递是通过下列哪项进行传递的

    A. CD2               B. SmIg             C. Igα Igβ

    D. CD3               E. MHC Ⅰ /MHC Ⅱ类分子

11. 细胞免疫可以通过下列哪个物质被动转移

    A. 胸腺细胞            B. 效应 T 细胞          C. 致敏 B 细胞

    D. 激活的巨噬细胞       E. 白细胞介素

12. T 细胞分泌的细胞因子中，在成熟的 B 细胞分化为浆细胞过程中起重要作用的是

    A. IL−1             B. IL−2            C. IL−4

    D. IL−5             E. IL−6

13. 参与 Tc 细胞增殖及分化的细胞因子是

    A. IL−5             B. TNF−β         C. IL−2

    D. IL−10           E. IL−4

14. Th1 炎症的形成主要是因为

    A. Th2 细胞参与               B. Tc 细胞分泌颗粒酶

    C. 活化的 Th1 释放多种细胞因子    D. Th 活化的第一信号存在

    E. Th 活化的第二信号存在

15. 特异性杀伤靶细胞的细胞是

    A. NK 细胞            B. Mφ 细胞          C. Tc 细胞

    D. LAK 细胞          E. 中性粒细胞

16. 免疫应答过程不包括

    A. B 细胞在骨髓内的分化成熟        B. B 细胞对抗原的特异性识别

    C. 巨噬细胞对抗原的处理和提呈     D. T、B 细胞的活化、增殖、分化

    E. 效应细胞产生效应分子

17. Tc 杀伤靶细胞的方式是

    A. 无须细胞直接接触    B. 作用无特异性        C. 不需细胞因子参与

    D. 不需要抗原刺激       E. 释放穿孔素、颗粒酶和表达 FasL

18. T 细胞介导的免疫应答不需要

    A. 巨噬细胞的参与       B. Tc 细胞的参与      C. $T_H$ 细胞的参与

    D. $T_{DTH}$ 细胞的参与     E. NK 细胞的参与

19. 与细胞免疫无关的免疫反应

    A. 外毒素中和作用　　　B. 抗肿瘤免疫作用　　　C. 移植排斥反应

    D. 接触性皮炎　　　　　E. 结核结节形成

20. 关于共刺激分子描述正确的是

    A. 激活的专职 APC 高表达共刺激分子

    B. 静止的 APC 不表达或仅低表达共刺激分子

    C. 正常组织不表达或仅低表达共刺激分子

    D. 上列 A 和 B 两项

    E. 上列 A、B 和 C 三项

## 二、多选题

1. 人为划分的 T 细胞免疫应答的阶段包括

    A. 特异 T 细胞生成阶段　　　　　　B. T 细胞特异识别抗原阶段

    C. T 细胞活化、增殖和分化阶段　　D. 效应 T 细胞的产生及效应阶段

    E. T 细胞活化诱导细胞凋亡阶段

2. 下列哪些是 T 细胞释放的淋巴因子的作用

    A. 活化巨噬细胞　　　B. 直接杀伤靶细胞　　　C. 细胞免疫放大作用

    D. 恶病质作用　　　　E. DTH

3. 免疫应答的效应是

    A. 对机体产生保护作用　　B. 对机体产生损伤作用　　C. 调节免疫应答

    D. 产生免疫耐受　　　　　E. 对靶细胞的杀伤及排异作用

4. 下列哪些属于 T 细胞介导的细胞免疫现象

    A. 迟发型超敏反应　　　B. 移植物抗宿主反应　　　C. 调理作用

    D. 抗肿瘤免疫　　　　　E. 对胞内寄生微生物的抗感染作用

5. 与初始 T 细胞相比，记忆性 T 细胞再活化时

    A. 更易被激活，相对较低浓度的抗原即可

    B. 对协同刺激信号（CD28/B7）的依赖性较低

    C. 分泌更多的细胞因子

    D. 对细胞因子作用的敏感性更强

    E. 可迅速增殖分化为效应细胞

6. CTL 杀伤靶细胞可通过

    A. 穿孔素 / 颗粒酶途径　　B. Fas/FasL 途径　　　C. AICD 途径

    D. 被动细胞死亡途径　　　E. PI3-Kinase 途径

7. 特异性细胞免疫的特点是

　　A. 由 T 细胞介导　　　　　B. 由 TI 抗原引起　　　　　C. 发挥作用慢

　　D. 需要淋巴因子参与　　　E. 有 DTH 和细胞毒作用两种形式

8. DTH 产生的主要步骤是

　　A. TCR 的双识别　　　　　　B. T 细胞活化的双信号

　　C. NK 细胞活化　　　　　　　D. Tc 杀伤靶细胞

　　E. 活化的巨噬细胞的效应作用

9. 下列哪些细胞间作用受 MHC Ⅱ 类抗原限制

　　A. APC 与 Th 细胞　　　　　B. 巨噬细胞通过 ADCC 杀伤靶细胞

　　C. Th 细胞与 B 细胞　　　　　D. Tc 细胞与靶细胞

　　E. NK 细胞与肿瘤细胞

10. 在 T 细胞介导的免疫应答效应阶段中发挥免疫效应的细胞有

　　A. $T_{DTH}$ 细胞　　　　B. 巨噬细胞　　　　C. Tc 细胞

　　D. 浆细胞　　　　　　　E. NK 细胞

11. 能产生免疫记忆的细胞有

　　A. B 细胞　　　　　　B. 巨噬细胞　　　　C. T 细胞

　　D. NK 细胞　　　　　E. 中性粒细胞

12. Tc 细胞杀伤靶细胞的机制是

　　A. ADCC 作用　　　　B. 补体依赖性细胞毒作用　　　C. 释放穿孔素

　　D. 释放颗粒酶　　　　E. 分泌溶菌酶

13. 下列哪些属于特异性细胞免疫

　　A. 迟发型超敏反应　　　B. 抗肿瘤免疫　　　　C. 抗胞内寄生菌

　　D. 免疫复合物病　　　　E. 中性粒细胞吞噬病原体

14. Tc 细胞活化所需的双信号的来源是

　　A. MHC Ⅰ 类分子与抗原肽结合的复合物

　　B. MHC Ⅱ 类分子与抗原肽结合的复合物

　　C. MHC Ⅲ 分子类与抗原肽结合的复合物

　　D. CD28 与 B7 分子

　　E. sIg

15. 对 TD-Ag 的免疫应答过程包括

　　A. APC 对抗原的摄取，处理和提呈

　　B. T 细胞和 B 细胞对抗原的特异性识别

　　C. T 细胞在胸腺内的分化与成熟

　　D. T 细胞和 B 细胞的活化、增殖与分化

　　E. 效应细胞和效应分子的产生与作用

16. Th1 介导的细胞免疫效应表现有

　　A. 激活巨噬细胞

　　B. 诱生并募集巨噬细胞

　　C. 分泌 IL-2，促进自身及 CTL 等细胞增殖，从而放大免疫效应

　　D. 也能辅助 B 细胞产生具有强调理作用的抗体

　　E. 也能产生淋巴毒素和 TNF-α，活化中性粒细胞

17. 活化 T 细胞的转归

　　A. 可转化为效应细胞

　　B. 可转化为记忆细胞

　　C. 发生活化诱导的细胞凋亡

　　D. 可发生免疫耐受

　　E. 在免疫应答的晚期，大量抗原被清除后，可发生被动死亡

三、填空题

1. 免疫应答的三个阶段是＿＿＿＿＿＿＿阶段、＿＿＿＿＿＿＿阶段和＿＿＿＿＿＿＿阶段。

2. 细胞免疫效应作用的两种基本形式是＿＿＿＿＿＿介导的细胞毒作用，＿＿＿＿＿＿＿介导的迟发型超敏反应。

3. 细胞免疫效应有＿＿＿＿＿＿＿、＿＿＿＿＿＿＿、＿＿＿＿＿＿＿、＿＿＿＿＿＿＿。

4. 活化 T 细胞表达＿＿＿＿＿＿＿，为 B 细胞活化提供第二信号。

5. TD-Ag 需要有＿＿＿＿＿＿＿细胞、＿＿＿＿＿＿＿细胞和＿＿＿＿＿＿＿细胞的协作才能刺激机体产生抗体。

6. 致敏 Tc 细胞产生的介导细胞毒效应的物质主要包括＿＿＿＿＿＿＿、＿＿＿＿＿＿＿、＿＿＿＿＿＿＿和＿＿＿＿＿＿＿。

7. Th1 细胞释放的细胞因子主要有＿＿＿＿＿＿＿、＿＿＿＿＿＿＿等。

8. 不需抗原刺激，直接杀伤靶细胞的细胞是＿＿＿＿＿＿＿。

9. 特异性杀伤靶细胞的细胞是＿＿＿＿＿＿＿。

10. 参与细胞免疫应答的细胞主要有＿＿＿＿＿＿＿，＿＿＿＿＿＿＿和＿＿＿＿＿＿＿。

11. T 细胞应答的效应细胞是＿＿＿＿＿＿＿和＿＿＿＿＿＿＿。

四、名词解释

1. MHC 限制性

2. 效应 T 细胞

3. 记忆性 T 细胞

五、问答题

1. CD4⁺Th1 细胞如何发挥免疫学效应？

2. CD8⁺Tc 细胞如何发挥免疫学效应？

3. 试述细胞免疫的过程。

# 十二、B 细胞介导的体液免疫应答

## 一、单选题

1. B 细胞活化所需的双信号是

   A. SmIg-Ag 表位，SmIg-MHC Ⅰ 类分子结合

   B. SmIg-Ag 表位，SmIg-MHC Ⅱ 类分子结合

   C. Igα，Igβ 与 Ag 表位结合

   D. SmIg-Ag 表位，CD40-CD40L

   E. 半抗原决定簇 -MHC Ⅱ 类分子结合

2. 下列哪种免疫作用不需抗体参加

   A. ADCC 作用            B. 免疫调理作用

   C. 对毒素的中和作用      D. NK 细胞对靶细胞的直接杀伤作用

   E. 补体经典途径对靶细胞的溶解

3. 对 TD 抗原的体液免疫，下列哪项是错误的

   A. 需有抗原刺激         B. B 细胞活化、增殖、分化为浆细胞

   C. 浆细胞合成并分泌 Ig     D. Ig 仅在细胞外发挥效应

   E. 不需 T 细胞参与

4. 下列哪种细胞因子不是体液免疫应答过程产生的

   A. TNF-β 细胞        B. IL-6           C. IL-2

   D. IL-4            E. IL-5

5. 关于 BCR，错误的是

   A. BCR 是膜免疫球蛋白

   B. BCR 是 B 细胞抗原受体

   C. 成熟 B 细胞主要为 mIgM 和 mIgD

   D. BCR 直接将抗原活化信号传递到细胞内

   E. BCR 是 B 细胞特有的表面标志

6. 除 B 细胞和 Th 细胞外，与抗体产生有关的细胞还有

    A. 抗原提呈细胞            B. 嗜酸性粒细胞           C. 嗜碱性粒细胞

    D. 肥大细胞                E. 靶细胞

7. TI 抗原引起免疫应答的特点是

    A. 需要巨噬细胞加工处理           B. 可产生 IgG 和其他类别 Ig

    C. 有免疫记忆                  D. 只引起体液免疫

    E. 可以引起细胞免疫

8. 抗体再次应答时产生 Ig 的特征是

    A. IgM 抗体显著高于初次应答        B. IgG 抗体显著高于初次应答

    C. IgM 和 IgG 抗体显著高于初次应答    D. 抗体的特异性改变

    E. 抗体的亲和力无改变

9. B 细胞在第一次受抗原刺激后首先产生的抗体是

    A. IgG                B. IgM            C. IgA

    D. IgD                E. IgE

10. B 细胞膜的第一信号转导分子为

    A. CD19/CD21/CD81/Leu–13      B. CD79         C. BCR

    D. $Fc\varepsilon R$              E. 有丝分裂原受体

11. Th 细胞识别抗原时

    A. 有 MHC Ⅰ 类分子限制性         B. 有 MHC Ⅱ 类分子限制性

    C. 通过 mIg 识别抗原             D. 无 MHC 限制性

    E. 需细胞因子参与

12. B 细胞识别抗原时

    A. 有 MHC Ⅰ 类分子限制性         B. 有 MHC Ⅱ 类分子限制性

    C. 无 MHC 限制性              D. 需细胞因子参与

    E. 通过 TCR 识别抗原

13. 关于 Ig 类别转换，错误的是

    A. 和重链 C 区有关              B. 不影响抗体特异性

    C. 和 V 区有关                D. 受细胞因子调节

    E. 效应会随着同种型的改变而改变

14. 在 IL–4 作用下，合成和分泌的 Ig 是

    A. IgG                B. IgA            C. IgE

    D. IgD                E. IgM

15. 关于 TI-1 抗原诱导的免疫应答，正确的是

  A. 能诱导 Ig 类别转换　　　　　　　　B. 能诱导记忆 B 细胞形成

  C. 能诱导抗体亲和力成熟　　　　　　　D. 无须 T 细胞辅助

  E. 比胸腺依赖性抗原的应答发生晚

16. B 细胞作为抗原提呈细胞，其表面主要产生第 2 信号的分子是

  A. CD28　　　　　　　　B. CD40　　　　　　　　C. CD40L

  D. B7　　　　　　　　　E. MHC Ⅱ类分子

17. B 细胞活化所需的活化信号 1 由下列哪种分子传入细胞内

  A. CD2　　　　　　　　B. CD3　　　　　　　　C. CD4

  D. CD79　　　　　　　　E. CD8

18. 初次应答时，B 细胞活化的第 2 信号产生主要是

  A. BCR 识别抗原肽 -MHC Ⅰ类分子复合物

  B. BCR 识别抗原肽 -MHC Ⅱ类分子复合物

  C. B 细胞上的 CD40 与 Th 细胞上的 CD40L 结合

  D. B 细胞上的 B7 与 Th 细胞上的 CD28 相结合

  E. BCR 与抗原结合

19. 再次免疫应答的特点是

  A. 抗原提呈细胞是巨噬细胞　　　　　　B. 抗体产生快，维持时间短

  C. 抗体主要是 IgM 和 IgG　　　　　　　D. 抗体为高亲和力抗体

  E. TD 抗原和 TI 抗原都可引起再次免疫应答

20. 初次免疫应答的特点是

  A. 抗原提呈细胞是 Bm　　　　　　　　B. 抗体产生慢，维持时间短

  C. 抗体滴度较高　　　　　　　　　　　D. 所需抗原浓度低

  E. TI 抗原可引起初次和再次免疫应答

21. TI-Ag 激活 B 细胞产生抗体需要哪种细胞参与

  A. 巨噬细胞　　　　　　B. Th 细胞　　　　　　C. NK 细胞

  D. TDTH 细胞　　　　　E. 以上都不是

22. 关于 TI 抗原描述错误的是

  A. 即胸腺非依赖性抗原　　　　　　　　B. 如某些细菌多糖及脂多糖

  C. 能在无胸腺鼠诱导 Ab 应答　　　　　D. 能刺激初始 B 细胞

  E. 在正常个体可诱导 Ab 产生和 T 细胞应答

23. 初次体液免疫应答产生的抗体主要是

    A. IgG                     B. IgA                     C. IgE

    D. IgM                     E. IgD

24. 再次体液免疫应答产生的抗体主要是

    A. IgG                     B. IgA                     C. IgE

    D. IgM                     E. IgD

25. 关于 Th 细胞的活化，下列哪项是错误的

    A. Th 细胞活化需要双信号

    B. 缺乏活化信号二的 T 细胞处于无能状态

    C. 阻断活化信号二，可人为抑制免疫应答

    D. 给予活化信号二，可人为增强免疫应答

    E. Th 细胞的活化不需要细胞因子的参与

26. TD-Ag 诱发机体免疫反应必须由下列哪一组细胞参与

    A. B 细胞和单核 – 巨噬细胞

    B. 单核 – 巨噬细胞和 NK 细胞

    C. T 细胞、B 细胞和单核 – 巨噬细胞

    D. B 细胞和 NK

    E. T 细胞和单核 – 巨噬细胞

27. 对 TI-2 抗原发生应答的主要细胞是

    A. 祖 B 细胞               B. 前 B 细胞              C. 不成熟 B 细胞

    D. B-1 细胞              E. T 细胞

## 二、多选题

1. 对 TD-Ag 的特异性体液免疫应答存在着哪些细胞间的相互作用

    A. 巨噬细胞与内皮细胞                  B. 巨噬细胞与 Th 细胞

    C. B 细胞与 Th1 细胞                   D. B 细胞与 Th2 细胞

    E. B 细胞与 $T_C$ 细胞

2. 由活化的 T 细胞分泌的作用于 B 细胞的细胞因子有

    A. IL-2                     B. IFN- $\gamma$              C. IL-4

    D. IL-5                   E. IL-6

3. 体液免疫应答中 MHC 分子限制作用存在于

    A. 巨噬细胞与 Th1 细胞                  B. 巨噬细胞与 Th2 细胞

    C. B 细胞与 Th2 细胞                  D. B 细胞与巨噬细胞

E. B 细胞与 TI-Ag

4. 针对 TD-Ag 的再次体液应答产生抗体的特点是

 A. 抗体浓度高        B. 抗体的亲和力低

 C. 抗体维持时间长       D. 潜伏期短

 E. 抗体 IgM 和 IgG 均有产生

5. 属于体液免疫应答效应阶段的是

 A. 抗体参与的排异作用     B. 抗体的溶解细胞作用

 C. 抗体的调理作用       D. 补体参与的溶细胞作用

 E. 免疫调节作用

6. 在抗体形成过程中，下列哪些叙述是正确的

 A. 浆细胞是抗体产生细胞

 B. B 细胞分化为浆细胞

 C. B 细胞对 TD 抗原的应答需抗原提呈细胞和 Th2 细胞参与

 D. 再次应答时 B 细胞为抗原呈递细胞

 E. 所有 B 细胞都必须有双信号刺激

7. 免疫应答包括

 A. T 与 B 细胞增殖与分化    B. 膜信号的产生与传递

 C. 膜受体的交联       D. 抗体的产生与释放

 E. 免疫记忆的形成

8. 体液免疫的初次应答与再次应答的不同点是

 A. 初次应答产生的抗体主要是 IgM   B. 再次应答抗体亲和力高

 C. 再次应答产生 Ig 的潜伏期明显缩短   D. 初次应答的抗体亲和力低

 E. 再次应答产生的抗体主要是 IgG

9. TI-Ag 诱导的体液免疫应答的特点是

 A. 所产生的抗体是 IgM     B. 无类别转换

 C. 无抗体亲和力成熟      D. 不需要 Th 细胞辅助

 E. 无免疫记忆

10. 有哪些细胞参与 TD-Ag 介导的体液免疫应答

 A. 巨噬细胞     B. Th 细胞     C. NK 细胞

 D. TDTH 细胞     E. B 细胞

11. 体液免疫的效应作用包括

 A. 中和作用     B. ADCC     C. 调理作用

D.补体介导的细胞毒作用          E.迟发型超敏反应

12.抗体产生的再次应答的特征是

    A.IgM 为主                    B.可发生 Ig 的类别转换

    C.为高亲和性抗体               D.抗体效价低

    E.产生抗体的潜伏期短

13.可促进 B 细胞活化,增殖、分化的细胞因子是

    A.IL-1          B.IL-4          C.IL-5

    D.IL-6          E.IL-8

14.B 细胞与 Th 细胞作用时,活化 Th 的信号有

    A.ICAM-1 与 LFA-1               B.B7 与 CD28

    C.MHC Ⅱ类分子 -Ag 肽 -TCR      D.CD40 与 CD40L

    E.Ag

## 三、填空题

1.在抗体产生的规律中初次免疫应答的潜伏期_____,效价_____,持续时间_____,抗体以_____为主。

2.在抗体产生的规律中再次免疫应答的潜伏期_____,效价_____,持续时间_____,抗体以_____为主。

3.Th 细胞激活需双信号,其中信号 1 是由 TCR 与_____结合产生的,信号 2 是_____信号,如 CD28 与 B7 相互作用产生,B 细胞激活也需双信号,其中信号 1 是由_____与抗原结合产生,信号 2 是由 B 细胞表面的_____与激活的 T 细胞表面的 CD40L 结合产生。

4.免疫应答可分为 B 细胞介导的_____和 T 细胞介导的_____两种类型。

5.活化 Th2 细胞表达_____,为 B 细胞活化提供第二信号。

## 四、名词解释

1.初次免疫应答

2.再次免疫应答

3.Ig 同种型转换

## 五、论述题

1.Th 细胞是如何辅助 B 细胞的免疫应答?

2.体液免疫应答中再次应答与初次应答的不同之处是什么?

# 十三、免疫耐受与免疫调节

## 一、单选题

1. 关于免疫耐受描述错误的是

    A. 具有免疫特异性，只对特定抗原不应答

    B. 一般情况下不影响适应性免疫应答整体功能

    C. 不同于免疫缺陷

    D. 不同于药物引起的对免疫系统的普遍抑制

    E. 只能在中枢免疫器官内发生

2. 中枢耐受是指

    A. 在中枢神经系统遇到 Ag 所形成的耐受

    B. 在胚胎期 T 细胞与 B 细胞发育过程中遇自身 Ag 所形成的耐受

    C. 在出生后 T 细胞与 B 细胞发育过程中遇自身 Ag 所形成的耐受

    D. 上列 A 与 B 两项

    E. 上列 B 与 C 两项

3. 外周耐受是指

    A. 不成熟的 T 细胞及 B 细胞在外周遇到抗原所形成的耐受

    B. 成熟的 T 细胞及 B 细胞遇内源性 Ag 不产生正免疫应答

    C. 成熟的 T 细胞及 B 细胞遇外源性 Ag 不产生正免疫应答

    D. 上列 A 与 B 两项

    E. 上列 B 与 C 两项

4. 最易诱导抗原出现免疫耐受的途径是

    A. 口服              B. 皮下注射             C. 静脉注射

    D. 肌内注射            E. 腹腔注射

5. 最易诱导耐受的时期是

    A. 胚胎期             B. 新生儿期             C. 儿童期

    D. 青年期             E. 老年期

6. 与自身免疫耐受形成可能无关的机制是

    A. 克隆清除            B. 克隆不应答         C. $T_s$ 细胞的抑制作用

    D. 抗独特型网络的作用     E. 补体系统功能不全

7. 最易引起免疫耐受的抗原是

    A. 颗粒性抗原           B. 单体，可溶性抗原       C. 聚体，可溶性抗原

    D. 小剂量注射细菌内毒素   E. 马血清白蛋白加佐剂

8. 最容易诱导免疫耐受的细胞是

    A.B 细胞              B. 巨噬细胞             C. 单核细胞

    D.T 细胞              E. NK 细胞

9. 自身反应性 T 细胞通过哪种机制被排除

    A. 阳性选择            B. 阴性选择            C.MHC 限制性

    D. 免疫忽视            E. 免疫偏离

10. 胚胎期易于诱导免疫耐受，其原因是

    A. 免疫系统处于抑制状态         B. 免疫系统处于异常活跃状态

    C. 免疫系统尚未发育成熟         D. 具有从母体内获得的 IgG 抗体

    E. 免疫系统已基本发育成熟

11. T 细胞后天接触抗原诱导免疫耐受描述有误的是

    A. 仅能由 TD-Ag 诱导         B. 较 B 细胞容易诱导

    C. 所需 Ag 量低             D. 持续时间长（数月至数年）

    E. 只能在胸腺内形成

12. 免疫耐受性诱导成功与机体哪方面因素有关

    A. 免疫耐受性的建立与动物的种属品系无关

    B. 免疫细胞功能愈完善，愈容易形成免疫耐受性

    C. 免疫细胞功能越不成熟，越易于建立免疫耐受性

    D. 只有在胚胎期才能诱导形成免疫耐受性

    E. 只有在应用免疫抑制剂条件下，才能形成免疫耐受性

13. 免疫耐受错误的描述是

    A. 机体对抗原刺激表现为免疫不应答的现象

    B. Ag 不能激活 T 与 B 细胞完成和执行正免疫应答

    C. 具有特异性

    D. 对任何 Ag 均不应答

    E. 免疫耐受的作用与正免疫应答相反

14. T 细胞和 B 细胞形成免疫耐受的规律是

    A. T 细胞形成耐受性出现较早，维持时间较短

    B. B 细胞形成耐受性出现较早，维持时间较短

C. T 细胞形成耐受性出现较早，维持时间较长

D. B 细胞形成耐受性出现较早，维持时间较长

E. T、B 细胞形成耐受性所需时间和耐受性维持时间大致相同

15. 关于抗原因素与免疫耐受，正确的是

A. 颗粒性抗原易于诱导耐受

B. 诱导 B 细胞耐受，需要较大剂量抗原

C. 天然可溶性蛋白属于单体

D. 天然可溶性蛋白属于聚体

E. 蛋白聚体易诱导耐受

16. 不属于免疫耐受机制的为

A. 胸腺内阴性选择　　　B. 克隆消除　　　C. T 细胞克隆无能

D. 免疫抑制　　　E. B 细胞克隆无能

17. 对于 Ag 因素对免疫耐受的影响哪一项是恰当的

A. 抗原的持续存在是维持免疫耐受的重要条件

B. Ag 经皮下或肌内注射易形成耐受

C. Ag 有多种不同的决定簇易形成耐受

D. 耐受原多为大分子颗粒性物质

E. TD-Ag 无论多少剂量均不易引起 T 细胞耐受

18. 对于 T、B 细胞免疫耐受的特点正确的叙述是

A. 诱导 T 细胞耐受维持时间短，B 细胞长

B. 诱导 T 细胞耐受所需时间长，B 细胞短

C. 高剂量 TD-Ag 不能使 T、B 细胞产生耐受

D. 低剂量 TD-Ag 仅能使 T 细胞产生耐受，不能使 B 细胞产生耐受

E. 低剂量的 TI-Ag 均能使 T、B 细胞产生耐受

19. 注射大剂量 Ag 形成免疫耐受是由于

A. Ab 过剩，多余的 Ag 中和了抗体

B. Ab 形成速度慢，而代谢速度过快所致

C. 产生无功能抗体

D. 浆细胞麻痹

E. B 细胞分化增殖受到抑制

20. 关于免疫耐受，错误的叙述是

A. 具有特异性和记忆性

    B. 由抗原诱导产生

    C. 与免疫抑制是同义语

    D. 免疫耐受状态的维持有赖于耐受原的持续存在

    E. 自身免疫耐受的破坏可导致自身免疫病

21. 诱导 T 细胞耐受较为有效的方法是

    A. 皮下注射小剂量 TI 抗原        B. 皮下注射大剂量 TI 抗原

    C. 静脉注射大剂量 TI 抗原        D. 皮下注射大剂量 TD 抗原

    E. 静脉注射大剂量 TD 抗原

22. 解除免疫耐受的方法是

    A. 注射糖皮质激素             B. 注射大量耐受原

    C. 切除动物胸腺               D. 注射与耐受原有共同抗原决定簇的抗原

    E. 以亚致死量 X 线照射动物

23. 皮下多次注射小剂量变应原可达脱敏目的是因

    A. 可诱导 IFN-$\gamma$ 及 TGF-$\beta$ 产生    B. 抑制 IgE 型抗体的产生

    C. 促进 IgG 的产生             D. 上列 A 和 B 两项

    E. 上列 A、B 和 C 三项

24. 抑制 Th2 功能的细胞因子是

    A. IL-2               B. IFN-$\gamma$          C. IL-4

    D. IL-5               E. IL-10

25. 抑制 Th1 功能的细胞因子是

    A. IL-2，IL-10        B. IFN-$\gamma$，IL-4      C. IL-4，IL-7

    D. IL-8，IL-10        E. IL-4，IL-10

26. 下列哪些细胞因子对免疫应答起负调节作用

    A. IL-2，IL-4，IL-5          B. IL-2，IL-8，IL-10

    C. IL-1，IL-6，TGF-$\beta$        D. IL-10，TGF-$\beta$

    E. IFN-$\gamma$，TGF-$\beta$

27. Th2 细胞产生的哪种细胞因子抑制巨噬细胞产生 IL-1 和 IL-6

    A. IL-3               B. IL-5           C. IL-6

    D. IL-8               E. IL-10

28. 以下哪些细胞因子，可增强 NK 细胞的作用

    A. IL-2，IL-8         B. IL-2，IL-4         C. IL-2，IFN-$\gamma$

    D. IL-10，IFN-$\gamma$      E. IL-3，IL-4

29. 关于免疫应答的调节，下列哪项是错误的

 A. 免疫应答不受遗传基因的制约

 B. 免疫调节的机制决定了免疫应答发生及反应的强弱

 C. 免疫应答的调节可分为基因、细胞和分子 3 种水平的调节

 D. 经系统和内分泌系统参与免疫应答的调节

 E. 免疫调节机制失控或异常可导致免疫疾病的发生

30. 关于免疫调节的叙述，下列哪项是错误的

 A. 免疫调节是免疫系统本身具有的能力

 B. 抑制性受体具有免疫调节作用

 C. 调节性 T 细胞参与免疫应答的调节

 D. 固有免疫应答没有免疫调节作用

 E. 抗独特型网络参与免疫应答的调节

31. 补体调节蛋白 C1INH 主要参与补体哪一途径的调节

 A. 旁路途径　　　　　　 B. 经典途径　　　　　　　 C. MBL 途径

 D. MAC 的形成　　　　 E. 抑制 C3 转化酶

32. 关于固有免疫应答的调节，正确的叙述是

 A. TLR 参与固有免疫的调节　　　　 B. TCR 参与固有免疫的调节

 C. TNF 参与固有免疫的调节　　　　 D. BCR 参与固有免疫的调节

 E. 以上都不是

33. 关于细胞因子的调控成分中主要的是

 A. 酪氨酸激酶　　　　　　　　　 B. 泛素

 C. 转录因子　　　　　　　　　　 D. 细胞因子信号转导抑制蛋白（SOCS）

 E. IL-2R

34. T 细胞活化的抑制性受体是

 A. KIR　　　　　　　　 B. KAR　　　　　　　 C. TCR

 D. CTLA-4　　　　　　 E. IL-2R

35. B 细胞活化的抑制性受体是

 A. FcγRⅡ-B　　　　　 B. IgM　　　　　　　 C. BCR

 D. IgD　　　　　　　　 E. IL-4

36. 与 B 细胞表面 CR1 结合，促进 B 细胞增殖、活化的分子是

 A. C1　　　　　　　　 B. C2a　　　　　　　 C. C3a

 D. C3b　　　　　　　 E. C4

37. 下列成分中，抑制免疫细胞信号转导的受体是

    A. ITAM               B. ITIM              C. B7

    D. CD28            E. CD40

38. 对细胞免疫应答起负调节作用的是

    A. IL-2、IL-4、IL-5               B. IL-2、IL-8、IL-10

    C. IL-1、IL-6、TGF-β           D. IL-4、IL-10、TGF-β、

    E. IL-12、INF-γ、TGF-β

39. Tc 细胞活化、增殖、分化与下列哪种物质无关

    A. 协同刺激分子          B. MHC Ⅰ类分子      C. IL-4

    D. IFN-γ              E. IL-2

40. $CD4^+T$ 细胞的免疫调节，下列哪项是错误的

    A. Th1 分泌 IL-2、IFN-γ 促进细胞免疫应答

    B. Th2 分泌 IL-4、IL-5、IL-10 参与体液免疫

    C. Th1 分泌 IFN-γ 可抑制 Th2 的增殖

    D. Th2 产生的 IL-4 增强 Th1 的增殖

    E. Th1 和 Th2 处于动态平衡状态，维持正常的免疫应答

41. 肾上腺皮质激素

    A. 只对 B 细胞产生抑制          B. 只对 T 细胞产生抑制

    C. 只对树突状细胞产生抑制       D. 只对巨噬细胞产生抑制

    E. 对所有免疫细胞均产生抑制

二、多选题

1. 关于免疫耐受的机制，正确的是

    A. 克隆清除                 B. 克隆无能及克隆忽视

    C. Ts 细胞产生 TGF-β          D. IL-10 的抑制作用

    E. Th1 及 CTL 被抑制

2. T 细胞耐受

    A. 仅能由 TD-Ag 诱导          B. 较 B 细胞容易诱导

    C. 所需 Ag 量低             D. 持续时间长（数月至数年）

    E. 仅能由 TI-Ag 诱导

3. B 细胞耐受

    A. 仅能由 TI-Ag 诱导          B. 较 T 细胞难

    C. 需要较大剂量的 Ag        D. 持续时间短（数周）

E.需要活化 T 细胞辅助

4.作为一种良好耐受原应具备哪些性质

A.为颗粒性抗原　　　　　B.分子量小　　　　　C.是聚合体形式

D.为可溶性抗原　　　　　E.是单体形式

5.免疫耐受的特点是

A.特异性免疫无应答状态

B.除耐受原外，对其他抗原仍然可产生应答

C.后天不可发生

D.新生期亦可形成

E.胚胎期易形成

6.与免疫耐受形成有关的主要因素是

A.抗原剂量　　　　　　　B.抗原类型　　　　　C.抗原免疫途径

D.抗原持续存在　　　　　E.抗原变异

7.免疫隔离部位有

A.脑　　　　　　　　　　B.眼的前房　　　　　C.胎盘

D.胸腺　　　　　　　　　E.骨髓

8.关于免疫调节表述正确的是

A.是机体在长期进化过程中随免疫系统发育完善而孕育的各种有效调节手段

B.是机体本身对免疫应答过程做出的生理性反馈

C.是机体维持内环境稳定将免疫应答控制在有效而适度的范围

D.是在免疫应答的基因水平、蛋白质水平、细胞水平以及整体和群体水平的调节

E.对之阐明可为免疫相关特别是免疫调节失效相关疾病的防治提供有效干预手段

9.可见于 T 细胞的抑制性受体是

A.Fcγ R Ⅱ –B　　　　　B.KIR　　　　　　　C.CTLA–4

D.PD–1　　　　　　　　E.gp49B1

10.多数情况下能增强免疫应答的是

A.皮质类固醇　　　　　　B.雄激素　　　　　　C.雌激素

D.生长激素　　　　　　　E.甲状腺素

11.参与免疫调节的抑制性受体有

A.CTLA–4　　　　　　　B.Fcγ R Ⅱ –B　　　　　C.KIR

D.ITIM　　　　　　　　E.NKG2A

## 三、填空题

1. 免疫耐受是机体对＿＿＿＿＿＿＿＿刺激表现为＿＿＿＿＿＿＿＿"免疫不应答"的现象。

2. 通常情况下，＿＿＿＿＿＿＿＿＿＿细胞耐受易于诱导，所需抗原剂量低，耐受持续＿＿＿＿＿＿＿＿；而诱导＿＿＿＿＿＿＿＿细胞耐受所需抗原剂量高，耐受持续＿＿＿＿＿＿＿＿。

3. 免疫耐受按其形成机制不同，分为＿＿＿＿＿＿＿＿及＿＿＿＿＿＿＿＿。

4. 免疫耐受具有免疫应答的一般共性，它们均需＿＿＿＿＿＿＿＿＿＿诱导产生，并具有＿＿＿＿＿＿＿＿和＿＿＿＿＿＿＿＿。

5. 影响免疫耐受形成的抗原因素包括＿＿＿＿＿＿＿＿、＿＿＿＿＿＿＿＿、＿＿＿＿＿＿＿＿和＿＿＿＿＿＿＿＿等。

6. 机体因素可以影响免疫耐受的形成，在＿＿＿＿＿＿＿＿和＿＿＿＿＿＿＿＿容易诱导免疫耐受，＿＿＿＿＿＿＿＿机体一般较难诱导免疫耐受，常须联合应用＿＿＿＿＿＿＿＿措施以加速其诱导过程。

7. 免疫调节是多方面的，如＿＿＿＿＿＿＿＿、＿＿＿＿＿＿＿＿、＿＿＿＿＿＿＿＿及＿＿＿＿＿＿＿＿。

8. 免疫细胞表达两类功能不同的受体酪氨酸基序，即＿＿＿＿＿＿＿＿和＿＿＿＿＿＿＿＿。

9. NK 细胞的抑制性受体有＿＿＿＿＿＿＿＿、＿＿＿＿＿＿＿＿、＿＿＿＿＿＿＿＿。

10. 多种细胞因子通过＿＿＿＿＿＿＿＿、＿＿＿＿＿＿＿＿、＿＿＿＿＿＿＿＿轴线，刺激糖皮质激素的合成。

11. B7 分子与＿＿＿＿＿＿＿＿结合提供 T 细胞激活的第二信号，而与＿＿＿＿＿＿＿＿结合发出抑制信号。

12. 活化的 T、B 细胞同时被清除的一种自杀程序，称为＿＿＿＿＿＿＿＿即＿＿＿＿＿＿＿＿。

## 四、名词解释

1. 免疫耐受

2. 中枢耐受

3. 外周耐受

4. 低带耐受与高带耐受

5. 免疫隔离部位

6. 免疫调节

7. 活化诱导的细胞死亡

## 五、问答题

1. 免疫耐受的特点及其生物学作用是什么？

2. T 细胞和 B 细胞形成的免疫耐受的区别？

# 十四、超敏反应

一、单选题

1. 介导 I 型超敏反应的生物活性物质主要是由下列哪一种细胞释放

　A. 巨噬细胞　　　　　　　B. 单核细胞　　　　　　　C. 肥大细胞

　D. B 细胞　　　　　　　　E. 中性粒细胞

2. 介导 II 型超敏反应晚期相的最主要介质是

　A. 组胺　　　　　　　　　B. 白三烯（LTs）　　　　　C. 肝素

　D. 腺苷酸环化酶　　　　　E. 前列腺素

3. 哪些细胞表达高亲和力的 IgE FcR

　A. 单核细胞、巨噬细胞　　　　　　　B. 中性粒细胞、肥大细胞

　C. 中性粒细胞、嗜碱性粒细胞　　　　D. 肥大细胞、嗜碱性粒细胞

　E. 嗜酸性粒细胞、嗜碱性粒细胞

4. 参与 I 型超敏反应的抗体是

　A. IgE　　　　　　　　　　B. IgD　　　　　　　　　　C. IgM

　D. IgA　　　　　　　　　　E. IgG

5. I 型超敏反应可通过下列哪一种成分被动转移

　A. 致敏淋巴细胞　　　　　　　　　　B. 患者的血清

　C. 特异性转移因子　　　　　　　　　D. 生物活性介质

　E. 特异性 IgE 形成细胞

6. 关于 IV 型超敏反应，下列哪一种是正确的

　A. 以中性粒细胞浸润为主的炎症　　　B. 抗原注入后 4 小时达到反应高峰

　C. 补体参与炎症的发生　　　　　　　D. 能通过血清 Ig 被动转移

　E. 以单核细胞浸润为主的炎症

7. 下列哪一种属于 IV 型超敏反应的机制

　A. 过敏性休克　　　　　　　　　　　B. 血清病

　C. 类风湿关节炎　　　　　　　　　　D. 结核菌素皮肤试验阳性

　E. 系统性红斑狼疮

8. 属于 III 型超敏反应的疾病是

　A. 新生儿溶血症　　　　　　　　　　B. 肺出血 - 肾炎综合征

　C. 血清病　　　　　　　　　　　　　D. 接触性皮炎

　E. 过敏性哮喘

9. Ⅳ型超敏反应可经过下列哪一种成分被动转移

    A.巨噬细胞             B.致敏淋巴细胞          C.血清 Ig

    D.血清补体             E.中性粒细胞

10. 下列哪一种物质可以引起Ⅲ型超敏反应

    A.细胞因子             B.单核吞噬细胞          C.补体

    D.免疫球蛋白          E.免疫复合物

11. 属于Ⅰ型超敏反应的疾病是

    A.新生儿溶血症             B.系统性红斑狼疮性肾炎

    C.接触性皮炎              D.青霉素过敏性休克

    E.输血反应

12. 属于Ⅱ型超敏反应的疾病是

    A.新生儿溶血症        B.系统性红斑狼疮      C.血清病

    D.接触性皮炎           E.青霉素过敏性休克

13. 属于Ⅳ型超敏反应的疾病是

    A.输血反应              B.支气管哮喘          C.类风湿关节炎

    D.接触性皮炎            E.青霉素过敏性休克

14. 抗体介导的超敏反应有

    A.Ⅰ、Ⅱ、Ⅳ型超敏反应         B.Ⅰ、Ⅱ、Ⅲ型超敏反应

    C.Ⅰ、Ⅲ、Ⅳ型超敏反应         D.Ⅱ、Ⅲ、Ⅳ型超敏反应

    E.Ⅱ、Ⅳ型超敏反应

15. 预防 Rh 血型不符的新生儿溶血症的方法是

    A.用抗 Rh 血清给新生儿进行人工被动免疫

    B.给胎儿输入母亲的红细胞

    C.用过量的抗原中和母亲的抗 Rh 球蛋白

    D.用免疫抑制剂抑制母亲产生抗 Rh 抗体

    E.分娩 72 小时内给产妇注射抗 Rh 免疫血清

16. 脱敏治疗可用于

    A.青霉素皮试阳性者           B.血清病患者

    C.对某种食物过敏患者         D.支气管哮喘患者

    E.对异种血清过敏，又必须使用的个体

17. 免疫复合物沉积引起血管炎的主要原因是

    A.组胺和白三烯                  B.攻膜复合体

    C.细胞毒性 T 细胞              D.细胞因子

E. 中性粒细胞的溶酶体酶

18. Ⅱ型超敏反应的发生机制是

A. 巨噬细胞直接吞噬靶细胞　　　　　　B. CTL 特异性杀伤靶细胞

C. 补体依赖的细胞毒作用　　　　　　　D. 中性粒细胞释放溶酶体酶

E. 嗜酸性粒细胞介导的 ADCC

19. 青霉素可以引起哪些类型超敏反应

A. Ⅰ、Ⅱ型超敏反应　　　　　　　　　B. Ⅰ、Ⅱ、Ⅲ型超敏反应

C. Ⅱ、Ⅳ型超敏反应　　　　　　　　　D. Ⅰ、Ⅱ、Ⅲ、Ⅳ型超敏反应

E. Ⅰ、Ⅱ、Ⅳ型超敏反应

20. 下列哪种因素出现时可能发生血清病

A. 存在抗肾小球基底膜抗体　　　　　　B. 大量 IgE 产生

C. 补体水平升高　　　　　　　　　　　D. 中等大小可溶性免疫复合物形成

E. 巨噬细胞功能亢进

21. 引起 Arthus 反应的主要原因是

A. Th1 释放的淋巴因子的作用　　　　　B. 单核细胞浸润引起的炎症

C. 肥大细胞脱颗粒　　　　　　　　　　D. IgE 抗体大量产生

E. IC 引起的补体活化

22. 在免疫复合物引起的组织损伤中，起主要作用的细胞是

A. 巨噬细胞　　　　　　B. 血小板　　　　　　C. 淋巴细胞

D. 中性粒细胞　　　　　E. NK 细胞

23. 下列哪一种因素与免疫复合物性疾病发病无关

A. 大量淋巴细胞局部浸润　　　　　　　B. 免疫复合物在血管壁沉积

C. 激活补体产生大量 C3a、C5a　　　　　D. 大量 IC 形成

E. 血管活性物质的释放

24. 能使胎儿 $Rh^+$ 红细胞发生溶解破坏的抗体是

A. IgM　　　　　　　　B. IgA　　　　　　　　C. IgD

D. IgG　　　　　　　　E. IgE

25. 下列哪一种物质与Ⅰ型超敏反应无关

A. 组胺　　　　　　　　B. 备解素　　　　　　C. 激肽

D. 白三烯　　　　　　　E. 前列腺素

26. Ⅲ型超敏反应的重要病理学特征是

A. 巨噬细胞浸润　　　　B. 淋巴细胞浸润　　　　C. 嗜酸性粒细胞浸润

D. 中性粒细胞浸润　　　E. 红细胞浸润

27. 与Ⅱ型超敏反应发生无关的成分是

    A. 补体                B. 吞噬细胞           C. 肥大细胞

    D. IgG               E. IgM

28. 关于Ⅰ型超敏反应皮肤实验，下列哪一项是错误的

    A. 一般在 15~20 分钟观察结果

    B. 局部皮肤出现红晕，风团直径 >1cm，皮试为阳性

    C. 受试者前臂内侧皮内注射

    D. 可检测到引起Ⅰ型超敏反应的变应原

    E. 可有单个核细胞

二、多选题

1. 支气管哮喘

    A. 具有个体差异

    B. NK 细胞、巨噬细胞也参与其发病机制

    C. 可出现单个核细胞浸润性炎症

    D. 患者可出现 Authus 反应

    E. 肥大细胞和嗜碱性粒细胞参与了发生机制

2. 补体可参与

    A. Ⅰ型超敏反应        B. Ⅱ型超敏反应        C. Ⅲ型超敏反应

    D. Ⅳ型超敏反应        E. 血清过敏

3. Ⅰ型超敏反应有哪些特点

    A. 由 IgE 介导                  B. 有明显的个体差异

    C. 有肥大细胞和嗜碱性粒细胞参与       D. 补体参与反应

    E. 反应多在 24 小时内消退

4. Ⅱ型超敏反应性疾病包括

    A. Graves 病            B. 过敏性休克         C. 系统性性红斑狼疮

    D. 新生儿溶血症        E. 肾小球肾炎

5. Ⅱ型超敏反应的组织和细胞损伤的机制是

    A. ADCC 作用

    B. 通过替代途径激活补体

    C. IgG 与循环靶细胞特异性结合后，通过调理作用促进靶细胞溶解破坏

    D. 抗原抗体复合物激活补体使其沉积在局部组织

    E. 补体激活后形成的膜攻击复合物使靶细胞发生溶解

6.接触性皮炎

    A.经皮肤致敏引起

    B.其发生与 IL-2、IFN-γ 和 TNF-β 有密切关系

    C.主要由小分子化学物质引起

    D.通常在接触变应原后几个小时内出现

    E.局部以单个核细胞浸润为主

7.在 Ⅲ 型超敏反应中，哪些作用与组织细胞损伤有关

    A.激活血小板，形成微血栓

    B.Th1 细胞介导的炎性反应

    C.中等大小免疫复合物沉积在局部组织

    D.激活补体，产生炎症介质

    E.中性粒细胞释放溶酶体酶

8.新生儿溶血症

    A.发生于母亲为 Rh（+）而胎儿为 Rh（-）的情况下

    B.发生于母亲 Rh（-）而胎儿为 Rh（+）的情况下

    C.是由母体内的天然血型抗体通过胎盘进入胎儿体内引起

    D.是由母体内 IgG 类抗 Rh 抗体通过胎盘进入胎儿体内引起

    E.可于产前 72 小时给胎儿注射抗 Rh 抗体进行预防

9.与 Ⅰ 型超敏反应发生、发展有关的细胞是

    A.嗜酸性粒细胞        B.中性粒细胞        C.NK 细胞

    D.嗜碱性粒细胞        E.LAK 细胞

10.Ⅱ 型超敏反应中的效应细胞主要包括

    A.巨噬细胞        B.NK 细胞        C.Tc 细胞

    D.中性粒细胞        E.血小板

三、填空题

1.超敏反应是一种以机体_____或_____的异常适应性免疫应答。

2.Ⅰ 型超敏反应主要由_____介导产生，可发生于_____。

3.参与 Ⅱ 型超敏反应的 Ab 主要是_____和_____类 Ab。

4.诱发超敏反应的 Ag 称为_____，可以是_____也可以是完全 Ag。

5.Ⅱ 型超敏反应又称为_____或_____超敏反应。

6.Ⅰ、Ⅱ、Ⅲ型超敏反应由_____介导。

7.Ⅳ型超敏反应由_____介导，可由_____被动转移。

8. 血清病属于_____型超敏反应,血清过敏性休克属于_____型超敏反应。

9. 在注射_____时,如果遇到皮肤反应阳性但又必须使用者,可采用小剂量、短间隔、多次注射的方法,称为_____。

## 四、名词解释

1. 超敏反应

2. 变应原

3. Grave's 病

4. Arthus 反应

## 五、问答题

1. 试述Ⅰ型超敏反应的特点及其防治原则。

2. 试述Ⅱ型超敏反应的特点。

3. 试述Ⅲ型超敏反应的特点。

4. 试述Ⅳ型超敏反应的特点。

5. 以青霉素引起的过敏性休克为例,说明Ⅰ型超敏反应的机制。

# 十五、自身免疫性疾病与免疫缺陷病

## 一、单选题

1. 有关自身免疫正确的是

　A. 机体对自身抗原不应答

　B. 产生自身抗体和(或)自身反应性 T 细胞

　C. 导致组织损伤并引起临床症状

　D. 对机体有害的免疫应答

　E. 健康个体不出现

2. 自身免疫病是由于哪一项免疫功能损害所致

　A. 抗原呈递　　　　　　B. 免疫防御　　　　　C. 免疫监视

　D. 免疫自稳　　　　　　E. 免疫调节

3. 下列属自身免疫病的是

　A. 艾滋病　　　　　　　B. 白血病　　　　　　C. 多发性骨髓瘤

　D. 乙型脑炎　　　　　　E. 胰岛素依赖型糖尿病

4. 下列哪种疾病不属于自身免疫病

　A. SLE　　　　　　　　B. 溃疡性结肠炎　　　C. 重症肌无力

D. 荨麻疹　　　　　　　　　E. 甲状腺功能亢进

5. 携带 DR5 的个体易患哪一种自身免疫病

　　A. 类风湿关节炎　　　　　B. 重症肌无力　　　　　C. 多发性硬化症

　　D. 桥本甲状腺炎　　　　　E. 系统性红斑狼疮

6. 风湿性心脏病的发病机制主要与下列哪一项有关

　　A. 免疫隔离部位抗原的释放　　　　　　B. 分子模拟

　　C. 表位扩展　　　　　　　　　　　　　D. 免疫忽视的打破

　　E. 自身抗原的改变

7. A 群乙型溶血性链球菌感染后引起肾小球肾炎是由于

　　A. 链球菌与肾小球基底膜有交叉抗原　　B. 促进隐蔽抗原的释放

　　C. 免疫功能缺陷　　　　　　　　　　　D. 自身抗原的改变

　　E. 免疫调节功能异常

8. 超抗原引起自身免疫病的机制是

　　A. 隐蔽抗原的释放　　　　B. 自身抗原的改变　　　C. 交叉抗原的存在

　　D. 免疫忽视的打破　　　　E. 分子模拟

9. 重症肌无力的自身抗原是

　　A. 平滑肌　　　　　　　　B. 乙酰胆碱受体　　　　C. 胰岛素受体

　　D. 细胞核　　　　　　　　E. 血小板

10. 下列不属于隐蔽抗原的是

　　A. 精子　　　　　　　　　B. 组织相容性抗原　　　C. 脑组织

　　D. 睾丸　　　　　　　　　E. 眼晶状体

11. 刺激机体产生类风湿因子的抗原是

　　A. 变性 IgA　　　　　　　B. 变性 IgM　　　　　　C. 变性 IgG

　　D. 变性 IgE　　　　　　　E. 变性 IgD

12. 引起自身免疫性肾小球肾炎的抗原主要是

　　A. 链球菌 M 蛋白　　　　　B. SPA　　　　　　　　C. 肺炎球菌荚膜多糖

　　D. PPD　　　　　　　　　E. LPS

13. Graves' 病患者血清中的抗 TSHR 抗体的类型主要是

　　A. IgG　　　　　　　　　B. IgA　　　　　　　　C. IgE

　　D. IgM　　　　　　　　　E. IgD

14. 下列对自身抗体的论述哪一项是正确的

　　A. 健康人血清中可存在　　　　　　B. 自身免疫病患者才有

C. 为器官特异性　　　　　　　　　D. 均为 IgM 型

E. 通过 Ⅰ 型超敏反应导致组织损伤

15. 血清中检出高效价抗核抗体多见于

A. 多发性骨髓瘤　　　　　　　　　B. 系统性红斑狼疮

C. 自身免疫性溶血性贫血　　　　　D. 甲状腺肿大

E. 重症肌无力

16. 下列哪一项是器官特异性自身免疫病

A. 系统性红斑狼疮　　　　B. 类风湿关节炎　　　　C. 重症肌无力

D. 胆囊炎　　　　　　　　E. 支气管哮喘

17. 自身免疫病的组织损伤机制是

A. Ⅰ、Ⅱ、Ⅲ型超敏反应　　　　　B. Ⅱ、Ⅲ、Ⅳ型超敏反应

C. Ⅲ、Ⅳ型超敏反应　　　　　　　D. Ⅰ、Ⅱ、Ⅳ型超敏反应

E. Ⅱ、Ⅲ型超敏反应

18. 胰岛素依赖型糖尿病的发生机制是几型超敏反应

A. Ⅰ型超敏反应　　　　　　　　　B. Ⅱ型超敏反应

C. Ⅲ超敏反应　　　　　　　　　　D. Ⅳ型超敏反应

E. 以上都不是

19. 由 Ⅱ 型超敏反应引起的自身免疫性疾病是

A. 自身免疫性溶血性贫血　　　　　B. 甲状腺肿大

C. 支气管哮喘　　　　　　　　　　D. 系统性红斑狼疮

E. 胰岛素依赖型糖尿病

20. 由 Ⅳ 型超敏反应引起的自身免疫性疾病是

A. 自身免疫性溶血性贫　　　　　　B. 毒性弥漫性甲状腺肿

C. 重症肌无力　　　　　　　　　　D. 系统性红斑狼疮

E. 胰岛素依赖型糖尿病

21. 下列哪项与 AID 发生机制无关

A. 表位扩展　　　　　　　B. 免疫忽视　　　　　　C. 免疫隔离部位抗原的释放

D. 分子模拟　　　　　　　E. 克隆清除

22. 克萨奇病毒感染引发糖尿病的主要机制是

A. 隐蔽抗原的释放　　　　B. 表位扩展　　　　　　C. 免疫忽视

D. 分子模拟　　　　　　　E. 自身抗原改变

23. 环孢霉素 A 治疗自身免疫病的机制是

A. 抑制 IL-2 基因的信号转导　　　　　　　B. 抑制 CD28 的表达

C. 阻断抗原和抗体的结合　　　　　　　　D. 抑制抗原呈递

E. 降低自身抗原含量

24. 免疫缺陷病是指

　　A. 免疫系统先天发育不全或后天受损所致免疫功能降低或缺失的一组临床综合征

　　B. 应用免疫抑制剂导致的免疫无应答状态

　　C. 由于过度而持久的自身免疫反应导致组织器官损伤的一类疾病

　　D. 机体对某些抗原所产生的非正常生理性免疫应答

　　E. 机体经某种抗原诱导后形成的特异性免疫无应答状态

25. 以下哪项不是免疫缺陷病的特征

　　A. 易遭受微生物反复感染或重症感染　　　B. 易发生自身免疫疾病

　　C. 易发生恶性肿瘤　　　　　　　　　　　D. 常可检出高滴度的自身抗体

　　E. 某些免疫缺陷病与遗传基因异常有关

26. 免疫缺陷病最主要的临床表现是

　　A. 对各种感染的易感性增加　　　　　　　B. 恶性肿瘤的发病率增高

　　C. 超敏反应的发病率增高　　　　　　　　D. 自身免疫病的发病率增高

　　E. 营养不良

27. 原发性免疫缺陷病中最常见的是

　　A. 体液免疫缺陷　　　　　B. 细胞免疫缺陷　　　　　C. 联合免疫缺陷

　　D. 吞噬细胞缺陷　　　　　E. 补体缺陷

28. 最常见的原发性 B 细胞缺陷病是

　　A. 选择性 IgA 缺陷　　　　　　　　　　　B. X 性联高 IgM 血症

　　C. Bruton 病　　　　　　　　　　　　　　D. DiGeorge 综合征

　　E. 裸淋巴细胞综合征

29. 最常见的选择性 Ig 缺陷是

　　A. 选择性 IgM 缺陷　　　　B. 选择性 IgA 缺陷　　　　C. 选择性 IgG 缺陷

　　D. 选择性 IgD 缺陷　　　　E. 选择性 IgE 缺陷

30. 下列哪种疾病属于重症联合免疫缺陷病

　　A. DiGeorge 综合征　　　　B. XSCID　　　　　　　　C. 慢性肉芽肿病

　　D. 艾滋病　　　　　　　　　E. 遗传性血管神经性水肿

31. 以下哪类疾病是由于 MHC Ⅱ 类分子表达缺陷引起的

　　A. 遗传性血管神经性水肿　　　　　　　　B. 毛细血管扩张性共济失调综合征

　　C. WisKott-Aldrich 综合征　　　　　　　　D. 裸淋巴细胞综合征

　　E. 阵发性夜间血红蛋白尿

32. 慢性肉芽（CGD）属于哪类免疫缺陷病

    A. T 细胞缺陷病          B. B 细胞缺陷病          C. 联合免疫缺陷病

    D. 补体缺陷病          E. 吞噬细胞缺陷病

33. AIDS 属于哪种免疫缺陷病

    A. 原发性免疫缺陷病          B. 体液免疫缺陷病          C. 联合免疫缺陷病

    D. 获得性免疫缺陷病          E. 以上都不是

34. AIDS 的特征性免疫异常是

    A. 补体活性降低

    B. 迟发性皮肤超敏反应减弱或缺乏

    C. 血清 IgG、IgA 升高

    D. $CD4^+T$ 细胞缺乏，$CD4^+T/CD8^+T$ 细胞比值下降

    E. 体液免疫功能正常

35. HIV 侵入靶细胞与 CD4 分子结合的蛋白是

    A. gpl20          B. gp41          C. p17

    D. p24          E. 以上都不是

36. Digeorge 综合征属于

    A. 重症联合免疫缺陷病          B. B 细胞缺陷病          C. T 细胞缺陷病

    D. 补体缺陷病          E. 吞噬细胞缺陷病

37. 遗传性血管神经性水肿是由哪类补体缺陷引起

    A. C3 缺陷          B. C4 缺陷          C. C1INH 缺陷

    D. C1q 缺陷          E. C9 缺陷

38. 血清中免疫球蛋白的含量缺乏，一般应考虑哪种疾病

    A. 轻链病          B. 重链病          C. 免疫缺陷病

    D. 免疫增殖病          E. 自身免疫病

39. ADA 和 PNP 缺陷可导致

    A. 粒细胞发育障碍                  B. 慢性肉芽肿

    C. Bruton 综合征               D. 毛细血管扩张性共济失调综合征

    E. 联合免疫缺陷病

40. 白细胞黏附缺陷属于

    A. T 细胞缺陷病                  B. B 细胞缺陷病

    C. 补体缺陷病                  D. 吞噬细胞缺陷病

    E. 联合免疫缺陷病

41. 腺苷脱氨酶缺陷属于

    A. T 细胞缺陷            B. B 细胞缺陷           C. 联合免疫缺陷

    D. 吞噬细胞缺陷         E. 补体缺陷

42. 与体液免疫应答异常有关的免疫缺陷病是

    A. 性联无丙种球蛋白血症          B. 夜间血红蛋白尿

    C. 肉芽肿病                   D. 慢性黏膜念珠菌病

    E. 遗传性血管神经性水肿

43. C3 缺陷的最常见临床结果是

    A. 肿瘤的发病率增加              B. 对病毒的易感性增高

    C. 对真菌的易感性增高           D. 对化脓性细菌易感

    E. 以上都不是

44. 有关 DiGeorge 综合征，下列哪项是错误的

    A. 又称先天性胸腺发育不良       B. B 细胞抗体应答能力正常

    C. 患者易患真菌或病毒感染        D. 胸腺移植可有效治疗

    E. 对器官移植不发生排斥反应

## 二、多选题

1. 关于自身免疫和自身免疫病的关系，下列哪些是正确的

    A. 自身免疫等同于自身免疫病      B. 自身免疫不同于自身免疫病

    C. 自身免疫不一定引起自身免疫病     D. 自身免疫可产生自身抗体

    E. 自身免疫适度对机体有利

2. 自身免疫病主要的基本特征有

    A. 可检出高滴度自身抗体或自身致敏淋巴细胞

    B. 大多反复发作

    C. 女性发病率高于男性

    D. 病程一般较长

    E. 通常可彻底治愈

3. 自身免疫病的特点包括

    A. 用免疫抑制治疗有效           B. 血清中自身抗体水平通常降低

    C. 病情常反复发作               D. 慢性迁延

    E. 部分自身免疫病易发生于女性

4. 自身免疫病的诱因是

    A. 各种因素引起的自身抗原的改变     B. 共同抗原

    C. 免疫佐剂      D. 隐蔽抗原的释放

    E. 表位扩展

5. 自身免疫病的治疗原则是

    A. 应用细胞因子    B. 免疫增强治疗    C. 免疫抑制治疗

    D. 预防感染    E. 控制感染

6. 自身免疫病的发生机制是

    A. 遗传方面的因素      B. 与性别有关

    C. 调节性 T 细胞功能异常      D. 淋巴细胞多克隆活化

    E. 隔离部位抗原释放

7. 以下哪些自身免疫性疾病是器官特异性的

    A. 胰岛素依赖型糖尿病      B. 弥漫性甲状腺肿

    C. 系统性红斑狼疮      D. 自身免疫性贫血

    E. 重症肌无力

8. 可引起自身免疫病的免疫隔离部位抗原有

    A. 眼内容物    B. DC    C. 脑组织

    D. 精子    E. 血细胞

9. 以下哪些自身免疫性疾病是系统性的

    A. 胰岛素依赖型糖尿病    B. 弥漫性甲状腺肿    C. 系统性红斑狼疮

    D. 类风湿关节炎    E. 多发性硬化症

10. 免疫缺陷病的一般特性包括

    A. 易发恶性肿瘤    B. 补体水平增高

    C. 伴发自身免疫性疾病    D. 出现反复、持续、严重的感染

    E. 遗传倾向

11. 下列哪些细胞可作为 HIV 的主要 "庇护所"

    A. T 细胞    B. 树突状细胞    C. B 细胞

    D. 巨噬细胞    E. NK 细胞

12. 引起继发性免疫缺陷的因素有

    A. 营养不良    B. 医源性免疫缺陷    C. 肿瘤

    D. 感染    E. 脾切除

13. 原发性 B 细胞缺陷应除外

    A. 性联无丙种球蛋白血症    B. XLA    C. 选择 IgA 缺陷

    D. DiGeorge 综合征    E. 慢性肉芽肿

14. 引起 AIDD 的病因可以是

    A. 营养不良 　　　　　　　　B. 感染

    C. 手术、创伤、烧伤等 　　　D. 免疫抑制药物

    E. 肿瘤

15. 可以导致免疫缺陷性疾病的是

    A.T 细胞发育缺陷 　　　　　B. 流感

    C. 吞噬细胞功能缺陷 　　　　D. 补体功能缺陷

    E. B 细胞发育缺陷

16. 下列哪种免疫缺陷性疾病与体液免疫无关

    A. DiGeorge 综合征 　　　　B. X– 连锁无丙种球蛋白血症

    C. 严重联合免疫缺陷 　　　　D. 慢性肉芽肿病

    E. 遗传性血管神经性水肿

### 三、填空题

1. _____是指机体免疫系统对自身成分发生免疫应答的现象。如果这种免疫应答对自身组织造成_____并出现_____，引起临床症状时，称为_____。

2. _____与人心肌间质、心肌和肾基底膜等有共同抗原成分。

3. 大肠杆菌 O14 型脂多糖与人结肠黏膜有共同抗原，所以与_____有关。

4. 甲状腺球蛋白、精子、神经髓鞘磷脂碱性蛋白和眼晶体蛋白都属于_____。

5. 免疫缺陷病根据累及的免疫成分不同，可分为_____、_____、_____、_____和_____。

6. 获得性免疫缺陷综合征是由_____感染引起的。

7. AIDS 的传染源是_____和_____。

8. AIDS 的主要传播方式是有三种：_____、_____和_____。

9. 引起继发性免疫缺陷最常见的原因_____、_____、_____、_____。

10. AIDS 的临床特点有_____、_____和_____。

### 四、名词解释

1. 自身免疫

2. 自身免疫病

3. 免疫隔离部位

4. 分子模拟

5. 免疫缺陷病

6. 原发性免疫缺陷病

7. 获得性免疫缺陷病

8. 裸淋巴细胞综合征

9. DiGeorge 综合征

五、问答题

1. 自身免疫性疾病的损伤机制及典型疾病有哪些？

2. 自身免疫性疾病的基本特点是什么？

3. 免疫缺陷病的共同特点是什么？

# 十六、肿瘤免疫与移植免疫

一、单选题

1. 肿瘤发生的主要机制是

    A. 免疫防御功能的障碍        B. 免疫监视功能的障碍

    C. 免疫自稳功能的障碍        D. 免疫调节功能的障碍

    E. 免疫功能亢进

2. 关于肿瘤逃避免疫监视的机制，下列哪项是错误的

    A. 瘤细胞表面的转铁蛋白被封闭      B. 增强抗体

    C. 瘤细胞的"漏逸"        D. 宿主抗原提呈细胞功能低下

    E. 某些细胞因子对机体免疫应答的抑制

3. 机体的抗肿瘤免疫效应机制中起主导作用的是

    A. 体液免疫        B. 细胞免疫        C. 巨噬细胞杀伤肿瘤

    D. NK 细胞杀伤肿瘤      E. 细胞因子杀伤肿瘤作用

4. 抗肿瘤免疫的主要效应细胞是

    A. NK 细胞        B. 巨噬细胞        C. CTL

    D. 单核细胞        E. $CD4^+T$

5. 在维持对肿瘤细胞免疫应答的免疫记忆中起重要作用的是

    A. NK 细胞        B. $CD4^+T$ 细胞        C. 巨噬细胞

    D. $CD8^+T$ 细胞        E. LAK

6. NK 杀伤瘤细胞的机制不包括

    A. ADCC        B. 释放穿孔素        C. 诱导瘤细胞凋亡

D. CDC　　　　　　　　　E. 释放 IL-1、IL-2、IFN-β

7. 以下对 NK 细胞杀伤肿瘤有关叙述，错误的是

A. 无特异性

B. 无须预先活化，即可直接杀伤肿瘤

C. 可依赖抗体通过 ADCC 方式杀伤肿瘤

D. 依赖补体，通过 CDC 方式杀伤肿瘤

E. 无 MHC 限制性

8. 介导 ADCC 杀伤肿瘤细胞的抗体主要是

A. IgA　　　　　　　　B. IgM　　　　　　　　C. IgE

D. IgG　　　　　　　　E. IgD

9. 能直接杀伤肿瘤细胞的细胞因子是

A. INF-γ　　　　　　　B. TNF-α　　　　　　　C. IL-8

D. IL-2　　　　　　　　E. CSF

10. 最早发现的人类肿瘤特异性抗原是

A. MAGE- 蛋白　　　　B. T 抗原　　　　　　C. CEA

D. E1A 抗原　　　　　　E. EBV 蛋白

11. 与宫颈癌发病有关的病原体是

A. EBV　　　　　　　　B. HTLV-1　　　　　　C. HPV

D. HCV　　　　　　　　E. HIV

12. HTLV-1 与下列哪种疾病有关

A. B 细胞淋巴瘤　　　　B. 鼻咽癌　　　　　　C. 原发性肝癌

D. 成人 T 细胞白血病　　E. 胰腺癌

13. 有关癌胚抗原正确是

A. 只存在于某种肿瘤细胞表面　　　B. 可以用作肿瘤的特异性诊断标志

C. 在所有的肿瘤中均可检查到　　　D. 结合在细胞表面不易脱落

E. 对宿主无免疫原性

14. 已检出特异性抗原的肿瘤细胞是

A. 宫颈癌细胞　　　　　B. 胰腺癌　　　　　　C. 肝癌

D. 黑色素瘤细胞　　　　E. 鼻咽癌细胞

15. 以下关于肿瘤免疫诊断的叙述，哪项是错误的

A. 检测血清 AFP 抗原，协助诊断原发性肝细胞癌

B. 检测抗 EBV 抗体有助于鼻咽癌诊断

C. 用放射免疫显像诊断肿瘤所在部位

D. 检测 CEA 有助于诊断直结肠癌

E. 检测 CA199 有助于 B 细胞瘤诊断

16. 引起移植排斥反应最重要的抗原是

    A. Rh 血型抗原           B. mH 抗原           C. 异嗜性抗原

    D. HLA 抗原           E. 超抗原

17. 在宿主抗移植物反应中，下列哪种排斥最严重

    A. 急性排斥           B. 超急排斥           C. 亚急性排斥

    D. 慢性排斥           E. 以上均不是

18. 用鼠源性抗 CD3 单克隆抗体防治移植排斥反应，最主要的并发症是

    A. GVHR           B. HVGR           C. Ⅰ型超敏反应

    D. 自身免疫病           E. 肿瘤

19. 超急排斥主要由下列哪一因素引起

    A. ABO 血型抗体           B. $T_{DTH}$ 细胞和 Tc           C. 移植物供血不足

    D. 中性粒细胞浸润           E. 增强抗体

20. 肾移植时，HLA 配型最为重要的是

    A. HLA–DP、HLA–C                    B. HLA–DR、HLA–A、B

    C. HLA–DQ、HLA–C                    D. HLA–A、B

    E. HLA–B、C

21. 器官移植失败的原因，除了排斥反应外其次是

    A. 手术操作的失败                    B. 免疫功能低下导致感染

    C. 药物的毒副作用                    D. 营养不良

    E. 手术引起应激性溃疡

22. 无血缘关系的同种器官移植，发生移植排斥反应，主要原因是

    A. 移植物供血不足                    B. 移植物被细菌污染

    C. MHC 的不相匹配                    D. 受者免疫功能紊乱

    E. 受者体内有自身反应性 T 细胞

23. 通过激活补体参与移植排斥的抗体主要是

    A. IgA           B. IgG           C. IgM

    D. IgE           E. IgD

24. 根据移植物来源，哪种肾移植存活率最高

    A. 同卵双胞胎供体肾                    B. 亲属供体肾

C.异种供体肾　　　　　　　　　　D.父母亲的肾

E.同种供体肾

25.骨髓移植后，引起 GVHR 的主要效应细胞是骨髓中的

A.T 细胞　　　　　　　B.B 细胞　　　　　　C.基质细胞

D.造血干细胞　　　　　E.巨核干细胞

26.临床上最常见的移植类型是

A.自体移植　　　　　　B.同种同基因移植　　C.同种异基因移植

D.异种移植　　　　　　E.以上均不是

27.同种异体移植常发生下列哪种反应

A.超急性排斥　　　　　B.急性排斥　　　　　C.慢性排斥

D.GVHR　　　　　　　E.迟发性排斥

28.移植排斥主要由下列哪种细胞介导

A.T 细胞　　　　　　　B.B 细胞　　　　　　C.NK 细胞

D.巨噬细胞　　　　　　E.DC

29.使用环孢菌素 A 最常见的副作用是

A.继发性免疫缺陷病发病率增高　　　　B.自身免疫病发病率增高

C.肾功能损伤　　　　　　　　　　　　D.过敏反应

E.肝毒性

30.异种移植成功的最大障碍是

A.超急性排斥反应　　　　　　　　　　B.感染动物的微生物

C.Ⅰ型超敏反应　　　　　　　　　　　D.急性排斥反应

E.迟发性异种移植排斥反应

31.排斥反应中受损伤的靶器官主要是

A.移植物的实质细胞　　　　　　　　　B.移植物的内皮细胞

C.宿主的免疫系统　　　　　　　　　　D.移植物内微血管

E.宿主的供血微血管

32.关于骨髓移植的描述，下列哪项是错误的

A.HLA 配型应完全一致　　　　　　　　B.应注意预防感染

C.移植排斥反应发生率相对低　　　　　D.可发生 GVHD

E.可伴免疫缺陷

33.骨髓移植时，预防 GVHR 特定的方法是

A.ABO 血型配型

B.HLA 配型

C. 选择性地去除移植物中针对宿主抗原的 T 细胞

D. ABO 血型配型和 HLA 配型

E. 免疫抑制药物的使用

34. 阻断 IL-2 与其受体结合的免疫抑制剂是

A. 硫唑嘌呤        B. FK506        C. 雷帕霉素

D. 抗 CD25 抗体        E. 环孢菌素 A

## 二、多选题

1. 关于肿瘤的逃逸机制下列哪些正确

A. 肿瘤细胞表面 MHCI 或 II 类分子缺失      B. 增强抗体

C. 瘤细胞抗原调变        D. 宿主免疫功能低下

E. 瘤细胞缺乏 B7 协同刺激分子

2. 实验诱发肿瘤的特点是

A. 化学致癌剂诱发的肿瘤抗原特异性高

B. 物理因素诱发的肿瘤抗原性较强

C. 化学致癌剂诱发的肿瘤抗原性较弱

D. 同一种病毒诱发的肿瘤可具有种属及组织特异性

E. 化学、物理因素诱发的肿瘤抗原有明显个体差异

3. 关于 TSA 下列叙述正确的是

A. 胚胎性抗原主要为 TSA

B. MAGE-1 蛋白是 TSA

C. 自发性肿瘤主要为 TSA

D. TSA 主要诱导机体产生细胞免疫应答

E. 病毒诱发的肿瘤抗原多为 TSA

4. 参与抗肿瘤作用的细胞有

A. CTL        B. NK 细胞        C. 中性粒细胞

D. 嗜酸性粒细胞        E. 巨噬细胞

5. 可直接特异杀伤肿瘤细胞的是

A. NK 细胞        B. 巨噬细胞        C. CTL

D. Th1 细胞        E. CD4$^+$T 细胞

6. 巨噬细胞可通过哪些途径杀伤肿瘤细胞

A. 溶酶体酶        B. ADCC        C. 分泌 TNF

D. 激活 T 细胞        E. 补体调理作用

7. 参与 ADCC 杀肿瘤细胞的有

 A. CTL 细胞     B. 树突细胞     C. 巨噬细胞

 D. NK 细胞     E. 中性粒细胞

8. CD4+T 细胞杀伤肿瘤细胞的途径正确的有

 A. 辅助 CTL 细胞杀伤肿瘤     B. 辅助巨噬细胞、NK 细胞杀伤肿瘤

 C. 辅助 B 细胞产生抗瘤抗体     D. 分泌 IL-2、TNF 等细胞因子杀伤肿瘤

 E. 亦可直接杀伤肿瘤细胞

9. CTL 杀伤肿瘤的机制有

 A. 分泌 IFN-$\gamma$、TNF 杀伤肿瘤     B. 分泌穿孔素

 C. 释放颗粒酶     D. 分泌 NO

 E. 诱导瘤细胞凋亡

10. 下列哪些属于肿瘤的被动治疗

 A. 肿瘤 DNA 疫苗     B. 短小棒状杆菌     C. LA

 D. 卡介苗     E. 抗体导向治疗

11. 异种移植排斥反应可有哪几种类型

 A. 超急性排斥     B. 急性排斥     C. 慢性排斥

 D. 迟发性排斥     E. 以上均不是

12. 免疫细胞如何在移植物排斥中发挥作用

 A. APC 摄取、处理并提呈抗原

 B. $T_C$ 直接杀伤靶细胞

 C. NK 细胞参与杀伤靶细胞

 D. $T_{DTH}$ 介导Ⅳ型超敏反应引起靶器官损伤

 E. Th 辅助 B 及 $T_C$ 细胞活化

13. 参与移植排斥反应的细胞有

 A. T 细胞     B. 巨噬细胞     C. 过客白细胞

 D. NK 细胞     E. 树突状细胞

14. 关于直接识别正确的是

 A. 不同于经典抗原识别

 B. CD8+T 细胞识别同基因型 MHC Ⅰ类分子

 C. MLR 试验证实受者体内有 1% ~10% 的 T 细胞能识别同种异型抗原，故反应强烈

 D. 对环孢菌素 A 敏感

 E. 主要引起急性排斥反应

15. 关于间接识别的叙述，正确的是
 A. 抗原提呈细胞是供者 APC
 B. 主要引起慢而弱的排斥反应
 C. 被激活细胞为 CD4$^+$T 细胞
 D. 对环孢菌素 A 不敏感
 E. 次要组织相容性抗原通过间接识别方式提呈给受者 T 细胞

16. 提高移植存活率的方法包括
 A. ABO 血型鉴定
 B. HLA 配型
 C. 检测血清总补体含量
 D. 移植前使用免疫抑制剂
 E. mH 的鉴定

17. 在器官移植排斥反应中可产生相互作用的细胞是
 A. Th2 与 B 细胞
 B. Tc 与移植物细胞
 C. T$_{DTH}$ 与单核细胞
 D. NK 细胞与移植物细胞
 E. B 细胞与血管内皮细胞

18. 引起排斥反应的抗原有
 A. 血型抗原
 B. MHC I 类抗原
 C. 异嗜性抗原
 D. MHC III 类抗原
 E. MHC II 类抗原

19. 关于 GVHR 的描述，正确的是
 A. 是宿主抗移植物反应
 B. 病理特点为皮肤、肝、肠道上皮细胞坏死
 C. 常见于骨髓移植
 D. 受者体内预存抗体引起
 E. 同种异型抗原参与移植排斥应答

20. 移植排斥可能涉及
 A. 细胞免疫
 B. III 型超敏反应
 C. 补体依赖的细胞毒
 D. IFN-γ 的释放
 E. 体液免疫

三、填空题

1. 根据肿瘤抗原特异性的分类法，可将肿瘤抗原分为_____和_____。
2. 机体对肿瘤的免疫应答方式有_____、_____、_____。
3. 细胞免疫是抗肿瘤免疫的主力，参与此种免疫的细胞主要有_____、_____。
4. 与肿瘤的免疫逃逸机制有关的因素包括_____，_____。
5. 体液免疫抗肿瘤的方式主要有_____，_____，_____等。
6. 肿瘤的免疫治疗主要分为_____和_____两大类。
7. 血清 AFP 升高对_____有辅助诊断价值，而 CEA 的检测有助于诊断_____。
8. 移植排斥反应的类型主要有_____和_____。

9. HVGR 的类型分为_____, _____, _____。

10. 同种异型移植排斥反应的防治措施当中_____尤为重要。

11. 同种异型移植排斥反应的防治包括_____, _____, _____。

12. 根据移植物的来源及遗传背景将其分为_____, _____, _____和_____。

## 四、名词解释

1. 肿瘤抗原

2. 肿瘤特异性抗原

3. 肿瘤相关性抗原

4. 增强抗体

5. 宿主抗移植物反应

6. 移植物抗宿主反应（GVHR）

7. 直接识别

8. 间接识别

## 五、问答题

1. 试述抗肿瘤免疫的效应机制有哪些。

2. 试述肿瘤细胞是通过什么方式逃避免疫系统的监视和杀伤。

3. 试述同种异型移植排斥的类型和其病理变化。

4. 试述同种异型移植排斥的防治原则。

# 十七、免疫学诊断与防治

## 一、单选题

1. 下列哪项属于人工主动免疫

    A. 注射丙种球蛋白预防麻疹　　　　　　B. 接种卡介苗预防结核

    C. 注射胸腺素治疗恶性肿瘤　　　　　　D. 静脉注射 CIK 细胞治疗肿瘤

    E. 注射抗毒素治疗白喉

2. 有关活疫苗的特点哪项是错误的

    A. 接种量少　　　　　　B. 接种次数少　　　　　　C. 易保存

    D. 免疫效果好　　　　　　E. 有效免疫力维持时间长

3. 下列哪项不是死疫苗的特点

    A. 接种剂量较大　　　　　　B. 免疫效果好　　　　　　C. 一般需接种 2~3 次

D. 疫苗较易保存　　　　　　E. 不能诱导局部免疫

4. 下列哪项属于人工主动免疫

　　A. 通过胎盘、初乳获得的免疫　　　　　B. 通过隐性感染获得的免疫

　　C. 通过注射类毒素获得的免疫　　　　　D. 通过注射丙种球蛋白获得的免疫

　　E. 通过患感染性疾病获得的免疫

5. 下列哪项属于人工被动免疫

　　A. 通过胎盘、初乳获得的免疫　　　　　B. 通过患感染性疾病获得的免疫

　　C. 通过注射疫苗获得的免疫　　　　　　D. 通过注射抗毒素获得的免疫

　　E. 通过注射类毒素获得的免疫

6. 关于抗毒素的使用，哪项是错误的

　　A. 可能发生过敏反应　　　　　　　　　B. 治疗时要早期足量

　　C. 可作为免疫增强剂给儿童多次注射　　D. 对过敏机体应采取脱敏疗法

　　E. 注射前应做皮试

7. 下列不属于人工主动免疫特点的是

　　A. 接种物常为抗原性物质　　　　　　　B. 发挥作用较快

　　C. 免疫力维持时间较长　　　　　　　　D. 主要用于预防

　　E. 也可以用于肿瘤的免疫治疗

8. 下列哪种不是人工被动免疫的生物制品

　　A. 抗毒素　　　　　　B. 单克隆抗体　　　　　　C. 丙种球蛋白

　　D. 类毒素　　　　　　E. 基因工程抗体

9. 免疫抑制剂不能用于治疗

　　A. 自身免疫病　　　　B. 免疫缺陷病　　　　　　C. 超敏反应

　　D. 移植排斥反应　　　E. 炎症

10. 免疫学诊断的依据是

　　A. 抗原抗体结合的可逆性　　　　　　　B. 抗原抗体的浓度

　　C. 抗原抗体结合的高度特异性　　　　　D. 抗原抗体反应的阶段性

　　E. 抗原抗体的比例

11. 影响抗原抗体反应的因素有

　　A. 电解质、pH 和反应体积　　　　　　　B. 温度、pH 和反应体积

　　C. 温度、电解质和反应体积　　　　　　D. 电解质、pH 和温度

　　E. 电解质与温度

12. 双向免疫扩散试验中，如抗体浓度大于抗原浓度，则沉淀线

　　A. 靠近抗原孔　　　　B. 靠近抗体孔　　　　　　C. 在两孔中间

D. 呈多条沉淀线　　　　　E. 以上均不是

13. 下列免疫学测定方法敏感性最高的是

    A. 沉淀反应　　　　　　B. 直接凝集反应　　　　C. ELISA

    D. 放射免疫测定　　　　E. 间接凝集反应

14. 临床诊断伤寒或副伤寒所用的肥达反应属于

    A. 玻片凝集反应　　　　B. 试管凝集反应　　　　C. 间接凝集反应

    D. 沉淀反应　　　　　　E. 反向间接凝集反应

15. ABO 血型的鉴定方法常用

    A. 玻片凝集反应　　　　B. 间接凝集反应　　　　C. 试管凝集反应

    D. 抗球蛋白试验　　　　E. 反向间接凝集反应

16. 沉淀反应与凝集反应相比较，下列哪项是错误的

    A. 都是抗原抗体的反应

    B. 都需要电解质参与

    C. 沉淀反应的抗原是可溶性抗原或颗粒性抗原

    D. 凝集反应的抗原是颗粒性抗原

    E. 两种反应均可用来定性或定量检测抗原或抗体

17. 下列哪种试验不能用于可溶性抗原的检测

    A. 间接凝集试验　　　　　　　B. 反向间接凝集试验

    C. 间接凝集抑制试验　　　　　D. 直接凝集试验

    E. 单向琼脂扩散试验

18. T 细胞能形成 E 花环是因为其细胞膜上具有

    A. CD2　　　　　　　　B. CD3　　　　　　　　C. CD4

    D. CD5　　　　　　　　E. CD8

19. 定量测抗体的方法

    A. 血型鉴定试验　　　　B. 肥达试验　　　　　　C. 细菌鉴定试验

    D. 库姆斯试验　　　　　E. 抗球蛋白试验

20. 用于分析两种抗原的相关性的方法

    A. 双向免疫扩散　　　　B. 免疫电泳　　　　　　C. 单向免疫扩散

    D. ELISA　　　　　　　E. 免疫比浊

21. Coombs 试验可用来检测

    A. 完全抗原　　　　　　B. 半抗原　　　　　　　C. Rh 抗体

    D. ABO 血型抗体　　　　E. 抗原抗体复合物

22. 沉淀反应不包括

    A. 单扩                     B. 双扩                   C. 免疫电泳

    D. 免疫比浊             E. 库姆试验（Coomb'stest）

23. T 细胞增殖试验可选用

    A. 3H–TdR 掺入法         B. 溶血空斑试验         C. $^{51}$Cr 释放法

    D. 聚合酶链反应          E. 免疫印迹法

24. 溶血空斑试验用于检测

    A. B 细胞                B. T 细胞             C. 抗原提呈细胞

    D. NK 细胞             E. 吞噬细胞

25. 免疫增强疗法不宜用于

    A. 感染                  B. 低免疫球蛋白血症     C. 肿瘤

    D. 炎症                 E. 艾滋病

26. 特异性免疫治疗不包括

    A. 免疫毒素疗法          B. 细胞因子治疗         C. 抗毒素血清治疗

    D. 抗体导向化学疗法       E. 细胞因子拮抗治疗

## 二、多选题

1. 检测细胞免疫皮肤实验常用的抗原

    A. 麻风菌素            B. 结核菌素           C. 脂多糖

    D. 链激酶 – 链道酶       E. 青霉素

2. 可定量测定抗体的方法是

    A. 玻片凝集试验         B. ELISA            C. 免疫电泳

    D. 免疫印迹法          E. 免疫比浊

3. 细胞因子的检测可选用

    A. 免疫印迹法          B. ELISA            C. 生物活性测定法

    D. PCR                 E. ELISPOT

4. 抗体形成细胞测定可选用

    A. ELISA              B. MTT 法           C. 溶血空斑试验

    D. 过氧化物酶测定法      E. ELISPOT 法

5. 吞噬功能测定可选用

    A. NBT 试验            B. 琼脂糖凝胶法       C. MTT 法

    D. 荧光标记物试验      E. 过氧化物酶测定法

6. 抗原肽 MHC 分子四聚体可用于检测

    A. Th1                B. Th2             C. CD4$^+$T 细胞

D. CD8$^+$T 细胞　　　　　E. B 细胞

7. 免疫功能低下时可使用

　A. 人参多糖　　　　B. 硫唑嘌呤　　　　C. 环孢菌素 A

　D. 左旋咪唑　　　　E. FK-506

8. 器官移植时可用

　A. FK-506　　　　B. 环磷酰胺　　　　C. 环孢菌素 A

　D. 左旋咪唑　　　　E. 硫唑嘌呤

9. 下列哪项属被动免疫治疗

　A. 合成肽　　　　B. 单抗制剂　　　　C. 免疫球蛋白

　D. 重组抗原　　　　E. 细胞因子

10. 肿瘤化疗后粒细胞减少可用

　A. IL-11　　　　B. GM-CSF　　　　C. IL-2

　D. IFN-α　　　　E. G-CSF

三、填空题

1. 特异性免疫获得的方式有_____和_____两种。

2. 人工主动免疫的常规（或传统）制剂主要包括_____、_____和_____等。

3. 人工被动免疫是给人体注射_____或者_____等制剂，以治疗或紧急预防感染的措施。

4. 凝集反应分为_____和_____两大类。

5. ELISA 的基本方法类型有_____、_____等。

四、名词解释

1. 人工主动免疫

2. 人工被动免疫

3. 计划免疫

4. 沉淀反应

5. 凝集反应

6. 免疫标记技术

五、问答题

1. 比较沉淀反应和凝集反应的异同。

2. 试述常用的人工免疫制剂有哪些。

# 参考答案

## 一、绪论

### 一、单选题

1. B  2. B  3. D  4. E  5. A  6. D  7. A  8. B  9. E  10. B  11. E  12. D  13. E

### 二、多选题

1. ABCDE  2. BC  3. ABE  4. AB

### 三、填空题

1. 免疫组织和器官　免疫细胞　免疫分子

2. 固有性免疫应答（非特异性免疫）　适应性免疫应答（特异性免疫）

3. 免疫防御　免疫监视　免疫自稳

4. 特异性　多样性　记忆性　耐受性

### 四、名词解释

1. 免疫：免疫指机体识别"自己"与"非己"的功能，对"非己"抗原发生清除、排斥反应，以维持机体内环境平衡与稳定的生理功能，包括免疫防御功能、免疫监视功能和免疫稳定三大功能。免疫在正常情况下对机体有利，但在某些病理情况下可以对机体产生有害的反应。

2. 免疫防御：是机体排除外来抗原性异物的一种免疫保护功能，正常情况下能抵抗病原体的入侵，但反应过强会引发超敏反应、反应过低或缺失则可发生免疫缺陷病。

3. 免疫监视：是机体免疫系统识别与清除体内突变细胞的一种功能，若该功能失调可导致肿瘤的发生。

4. 免疫稳定：是机体免疫系统及时清除体内损伤、衰老、变性的细胞或抗原抗体复合物的一种功能，若免疫稳定功能失调，则可导致自身免疫性疾病。

### 五、问答题

1. 固有免疫（非特异性免疫）和适应性免疫应答（特异性免疫）的概念和作用：

（1）固有免疫是指个体在长期种系发育和进化过程中逐渐形成的防御功能，乃经遗传而获得，而并非针对特定抗原，属天然免疫。是机体免疫防御的第一道防线，在感染早期执行防卫功能。执行固有性免疫功能的有皮肤、黏膜物理屏障作用及局部细胞分泌的抑菌和杀菌物质的化学效应；有非特异性效应细胞对病毒感染靶细胞的杀伤作用，及血液和体液中效应分子的生物学作用。

（2）适应性免疫应答是指个体发育过程中接触特定抗原而产生，仅针对该特定抗原而发生反应。由后天获得，具有特异性、记忆性、作用慢而强等特点。其执行者是 T 及 B 细胞。适应性免疫应答是继固有性免疫应答之后发挥效应的，在最终清除病原体，促进疾病治愈，及在防止再感染中，起主导作用。

2. 适应性免疫应答具有下列几个重要特性：

（1）特异性：T 细胞和 B 细胞可以区分不同抗原，并针对每一特定抗原或组分产生特异性免疫应答。这种高度特异性是由 T、B 细胞表面的特异性抗原识别受体决定的。

（2）多样性：机体内存在众多带有不同特异性抗原识别受体的淋巴细胞克隆，可针对相应抗原产生不同的特异性免疫应答。免疫应答的多样性是由 T、B 细胞抗原受体的抗原结合位点结构的多样性决定的。

（3）记忆性：机体初次接触某种抗原性异物所产生的免疫应答称为初次免疫应答。当机体再次接触相同抗原时，会产生更迅速、更强烈的免疫应答，称为再次免疫应答。这种免疫记忆现象的发生，主要是由于初次应答后产生的记忆性 T 细胞和记忆性 B 细胞再次接触相同抗原后能够迅速活化、增殖，并形成大量效应细胞或效应分子所致。

（4）耐受性：机体免疫系统能够识别和清除众多抗原性异物，但是对机体自身组织细胞表达的自身抗原不产生正免疫应答，这种对自身抗原的免疫不应答或负应答称为自身耐受。

## 二、免疫组织和器官

**一、单选题**

1. E   2. C   3. D   4. E   5. B   6. C   7. D   8. C   9. C   10. D   11. E

**二、多选题**

1. ABCD   2. BCDE   3. ABCDE   4. AD   5. ABD   6. ABCDE

**三、填空题**

1. 中枢免疫器官　外周免疫器官　血液循环　淋巴循环

2. 骨髓　胸腺　淋巴结　脾脏　黏膜免疫系统

**四、名词解释**

1. 黏膜免疫系统：又称黏膜相关淋巴组织，主要指呼吸道、肠道及泌尿生殖道黏膜固有层和上皮细胞下散在的无被膜淋巴组织，以及某些带有生发中心的器官化的淋巴组织，如扁桃体、小肠的派氏集合淋巴结及阑尾等。黏膜免疫系统是人体重要的防御屏障，也是局部特异性免疫应答的主要部位。

2. M 细胞：即膜上皮细胞或微皱褶细胞。M 细胞是分散于肠道黏膜上皮细胞之间的一种特化的抗原转运细胞，细胞基底部质膜内陷形成一较大的穹隆状凹腔，内含多个淋巴细胞、巨噬细胞和 DC。不表达 MHC Ⅱ 类分子，可通过吸附、胞饮和内吞等方式摄取肠腔内抗原性异物，并以囊泡形式转运给凹腔内的巨噬细胞或 DC，再由它们将抗原提呈给淋巴细胞，引起特异性免疫应答。

**五、问答题**

免疫器官的组成和功能：

人类免疫器官根据其功能不同，分为中枢免疫器官和外周免疫器官。中枢免疫器官由骨髓和胸腺组成，是免疫细胞发生、分化、发育和成熟的场所。骨髓既是各种血细胞和免疫细胞的来源，也是 B 细胞发育、分化、成熟的场所。胸腺是 T 细胞分化、发育、成熟的场所。胸腺微环境对 T 细胞的分化、增殖和选择性发育起着决定性作用。外周免疫器官包括淋巴结、脾脏和黏膜免疫系统等，是成熟 T 细胞、B 细胞等免疫细胞定居的场所，也是产生免疫应答的部位。淋巴结和脾脏具有过滤作用，可清除进入体内的病原体和其他有害异物。黏膜免疫系统包括肠相关淋巴组织、鼻相关淋巴组织和支气管相关淋巴组织，其中含有大量主要产生分泌型 IgA 的 B 细胞，它们在肠道、呼吸道及泌尿生殖道等黏膜局部发挥着重要的抗感染作用。

# 三、抗原

**一、单选题**

1. E　2. A　3. A　4. D　5. E　6. A　7. A　8. B　9. E　10. C　11. A　12. B　13. C
14. A　15. A　16. A　17. B　18. E　19. C　20. A

**二、多选题**

1. ABCE　2. ABCE　3. ABC　4. ABCD　5. BD

**三、填空题**

1. HLA 抗原　ABO 抗原　Ig 的同种异型抗原　Rh 抗原

2. 抗原性　免疫原性

3. 胸腺依赖性抗原

4. 胸腺非依赖性抗原

**四、名词解释**

1. 抗原：是指能与 TCR/BCR 结合，促使 T、B 细胞增殖、分化，产生致敏淋巴细胞或抗体，并能与之结合，产生免疫应答效应的物质。

2. 半抗原：仅具备抗原性的物质。

3. 抗原表位：是抗原分子中决定抗原特异性的特殊化学基因，又称抗原决定基，是 TCR/BCR 及抗体特异结合的基本单位。

4. 异嗜性抗原：是指一类与种属无关的存在于人、动物、植物和微生物之间的共同抗原。

5. 共同抗原表位：是指不同抗原之间所存在的相同或相似的抗原表位。

6. 超抗原：某些抗原物质只需要极低浓度即可激活机体 2% ~20% 的 T 细胞克隆，产生极强的免疫应答，这类抗原称为超抗原。

7. 佐剂：是非特异性免疫增强剂，当其与抗原同时注射或预先注入机体时，可增强机体对该抗原的免疫应答或改变免疫应答的类型。

五、问答题

1. 抗原具备两种特性：

（1）免疫原性，即抗原刺激特定的免疫细胞，使之活化、增殖、分化和产生免疫效应物质的特性。

（2）抗原性，即抗原能与相应的免疫效应物质特异性结合，产生免疫反应的特性。具有这两种特性的物质称为完全抗原或免疫原，各种微生物和大多数蛋白质属于此。有些小分子物质虽能与相应的抗体结合而具有免疫反应性，但不能诱导免疫应答，即无免疫原性，称半抗原。

2. 决定抗原免疫原性的因素有：

（1）抗原的异物性，即该物质应该被机体免疫系统作为非己成分加以识别，异物性是抗原的核心。抗原物质与机体之间的亲缘关系越远，组织结构差异越大，其免疫原性越强。

（2）抗原的理化性质，包括抗原的化学性质、分子量大小、结构的复杂性、分子构象与易接近性、物理状态等因素。一般蛋白质是良好的免疫原，其分子量越大，含有的芳香族氨基酸越多，结构越复杂，其免疫原性越强；核酸和多糖的免疫原性弱，脂质一般没有免疫原性。

（3）宿主的遗传因素、年龄、性别与健康状态。机体对抗原应答的强弱受免疫应答基因的调控。

（4）抗原进入机体的剂量、途径、次数以及免疫佐剂的选择都明显影响抗原的免疫原性，免疫途径以皮内免疫最佳，皮下免疫次之。

3. T 细胞表位与 B 细胞表位的特性比较见下表：

| | T 细胞表位 | B 细胞表位 |
|---|---|---|
| 表位受体 | TCR | BCR |
| MHC 分子 | 必需 | 无须 |
| 表位性质 | 主要是线性短肽 | 天然多肽、多糖、脂多糖、有机化合物 |
| 表位大小 | 8~12 个氨基酸（CD8+T 细胞）12~17 个氨基酸（CD4+T 细胞） | 5~15 个氨基酸或 5~7 个单糖、核苷酸 |
| 表位类型 | 线性表位 | 构象表位；线性表位 |
| 表位位置 | 抗原分子任意部位 | 抗原分子表面 |

# 四、免疫球蛋白与抗体

## 一、单选题

1. E　2. A　3. B　4. A　5. B　6. B　7. B　8. B　9. C　10. E　11. A　12. C　13. D

14. C　15. B　16. D　17. B　18. B　19. E　20. C　21. D　22. C

## 二、多选题

1. BCDE　2. ABCD　3. ABCE　4. AD　5. ABCD　6. ABCD　7. ABCDE　8. ABCE

## 三、填空题

1. IgG　SIgA　IgD　IgE　IgM　IgG　IgM　IgG　IgA

2. 重链　轻链　间二硫键

3. K　λ

4. Fab　Fc　F（ab'）$_2$　PFc'

## 四、名词解释

1. 抗体：是 B 细胞接受抗原激活后增殖分化为浆细胞所合成分泌的一类能与相应抗原特异性结合的、具有免疫功能的球蛋白。

2. 免疫球蛋白：是指具有抗体活性或化学结构与抗体相似的球蛋白。主要存在于血清和某些外分泌液中，也可作为抗原识别受体存在于 B 细胞表面。

3. ADCC：抗体依赖的细胞介导的细胞毒作用，是指具有杀伤活性的细胞如 NK 细胞，通过其表面表达的 Fc 受体识别包被于靶抗原（如细菌或肿瘤细胞）上的抗体 Fc 段，直接杀伤靶细胞。

4. 抗体的调理作用：指 IgG 抗体（特别是 IgG1 和 IgG3）的 Fc 段与中性粒细胞、巨噬细胞上的 IgGFc 受体结合，从而增强吞噬细胞的吞噬作用。IgA 也具有调理作用。

5. 单克隆抗体：是由单一 B 细胞克隆产生的，只作用于单一抗原表位的高度均一（属同一类、亚类、型别）的特异性抗体。

6. 基因工程抗体：借助 DNA 重组技术和蛋白质工程技术，按人们的意愿在基因水平上对 Ig 进行切割、拼接或修饰，重新组装成为新型抗体分子，称为基因工程抗体。

## 五、问答题

1. 免疫球蛋白的基本结构：

Ig 是由两条相同的重链和两条相同的轻链借链间二硫键连接而成的四肽链结构。在重链近 N 端的 1/4 或 1/5 区域或轻链近 N 端的 1/2 区域内氨基酸多变，称为可变区（V 区），其余部分称为恒定区（C 区）。

2. 免疫球蛋白的主要生物学功能：

①与抗原发生特异性结合：在体内表现为抗菌、抗病毒、抗毒素等免疫效应；在体外可出现抗原抗体反应。②激活补体：IgG、IgM 类抗体与抗原结合后，可通过经典途径激活补体；聚合的 IgA 或细菌脂多糖可经旁路途径激活补体。③结合 Fc 受体：IgG、IgE 可通过其 Fc 段与表面具有 Fc 受体的细胞结合，发挥调理吞噬、黏附、介导 ADCC 及超敏反应等。④穿过胎盘：IgG 可穿过胎盘进入胎儿体内，对于新生儿抗感染具有重要意义。⑤免疫调节：抗体对免疫应答具有正、负两方面的调节作用。

3. 五类免疫球蛋白的特性及主要生物学功能：

（1）IgG 特性：血清含量最高，半衰期最长（20~23 天），分布最广。IgG 功能：能穿过胎盘；抗菌、抗病毒、抗毒素抗体大多为 IgG；与抗原结合后可通过经典途径激活补体；IgG 的 Fc 段与吞噬细胞表面的 Fc 受体结合可发挥调理吞噬作用；与 NK 细胞结合可介导 ADCC 作用；参与 Ⅱ、Ⅲ型超敏反应和某些自身免疫病。

（2）IgM 特性：为五聚体，分子量最大；个体发育中最先出现，胚胎晚期开始合成。IgM 功能：脐带血 IgM 增高提示胎儿有宫内感染；抗原初次刺激机体时，体内最先产生 IgM；血清 IgM 升高说明有近期感染；激活补体的能力比 IgG 强，在机体早期免疫防御中具有重要作用；天然血型抗体是 IgM。IgM 参与 Ⅱ、Ⅲ型超敏反应和某些自身免疫病。

（3）IgA 特性：血清型为单体；分泌型均为二聚体，主要由黏膜相关淋巴组织产生，存在于黏膜分泌液中。IgA 功能：是机体黏膜局部抗感染免疫的重要因素；初乳中的 SIgA 对婴儿具有自然被动免疫作用。

（4）IgD 特性：为单体，主要存在于成熟 B 细胞表面。IgD 功能：为 B 细胞的抗原识别受体。mIgD 是 B 细胞成熟的一个重要标志。

（5）IgE 特性：为单体，半衰期最短，血清中含量最少。IgE 功能：IgE 属嗜细胞性抗体，可与肥大细胞、嗜碱性粒细胞表面的 FcεR Ⅰ 结合，介导 Ⅰ型超敏反应；同时具有抗寄生虫感染作用。

## 五、补体系统

一、单选题

1. D　2. C　3. B　4. C　5. B　6. C　7. E　8. A　9. A　10. C　11. D　12. E　13. D　14. E　15. C　16. D　17. B　18. C　19. C　20. A　21. C　22. E　23. A　24. A　25. C　26. C　27. B　28. C

## 二、多选题

1. ABCDE    2. CE    3. BCE    4. BD    5. ABCDE    6. ABCE    7. ABCDE    8. ABCDE

9. ABCD    10. BCDE    11. B    12. ABCD

## 三、填空题

1. 经典途径    MBL 途径    旁路途经

2. 固有成分    补体调节蛋白    补体受体

3. C3b    C4b    iC3b

4. C3a    C4a    C5a

5. C4b2a    C4b2a3b

6. C3bBb    C3bBb3b

7. 抗原抗体复合物（或免疫复合物）

8. C1    C3

## 四、名词解释

1. 补体系统：是存在于血清、组织液和细胞膜表面的一组不耐热的经活化后具有酶活性的蛋白质，包括 30 余种可溶性蛋白和膜结合蛋白，故被称为补体系统。

2. 补体活化的经典途径：由 IgM 或 IgG 与抗原形成的复合物结合 C1q 启动激活的途径，依次活化 C1q、C1r、C1s、C4、C2、C3，形成 C3 与 C5 转化酶，这一途径最先被人们所认识，故称为经典途径。

3. 补体活化的 MBL 途径：MBL 与病原微生物的甘露糖残基结合，随后构象发生改变，激活与之相连的 MBL 相关的丝氨酸蛋白酶（MASP-1，MASP-2）。其中 MASP-2 可水解 C4 和 C2 分子，MASP-1 则可直接切割 C3，继而形成 C3 转化酶，其后的反应过程与经典途径相同。

4. 补体活化的旁路途径：由病原微生物等提供接触表面，不经 C1、C4、C2 激活过程，而直接由 C3、B 因子、D 因子参与的激活过程，称为补体活化的旁路途径，又称第二途径。

## 五、问答题

1. 补体系统的组成：

（1）补体的固有成分：包括经典激活途径的 C1q、C1r、C1s、C4、C2；MBL 激活途径的 MBL（甘露聚糖结合凝集素）、丝氨酸蛋白酶；旁路激活途径的 B 因子、D 因子；三条途径的共同末端通路的 C3、C5、C6、C7、C8 和 C9。

（2）以可溶性或膜结合形式存在的补体调节蛋白：包括备解素、C1 抑制物、I 因子、C4 结合蛋白、H 因子、S 蛋白、Sp40/40、衰变加速因子、膜辅助蛋白、同源限制因子、膜反应溶解抑制物等。

（3）介导补体活性片段或调节蛋白生物学效应的受体：包括 CR1~CR5、C3aR、C2aR、C4aR 等。

2. 补体系统具有如下生物学作用：

（1）溶菌、溶解病毒和细胞的细胞毒作用。

（2）调理作用。

（3）免疫黏附。

（4）炎症介质作用。

3. 三条补体激活途径的主要差异见下表。

| 区别点 | 经典途径 | MBL 途径 | 旁路途径 |
|---|---|---|---|
| 激活物 | 抗原抗体复合物 | 炎症期产生的蛋白与病原体的结合 | 某些细菌、革兰阴性菌的内毒素、酵母多糖、葡聚糖、凝聚的 IgA 和 IgG4 以及其他哺乳动物细胞 |
| 参与的补体成分 | C1~C9 | C2~C9、丝氨酸蛋白酶、MBL | C3、C5~C9B 因子、D 因子 |
| C3 转化酶 | C4b2a | C4b2a | C3bBbP |
| C5 转化酶 | C4b2a3b | C4b2a3b | C3bnBb |
| 作用 | 参与异物性体液免疫的效应阶段 | 参与非特异性免疫，在感染早期发挥作用 | 参与非特异性免疫在感染早期发挥作用 |

# 六、细胞因子、白细胞分化抗原及黏附因子

## 一、单选题

1. B　2. A　3. A　4. A　5. D　6. E　7. B　8. C　9. E　10. B　11. B　12. A　13. D

14. E　15. A　16. B　17. E　18. D　19. B　20. B　21. E　22. B　23. A　24. B

25. E　26. B　27. A　28. A　29. A　30. B　31. E　32. E　33. D　34. E

## 二、多选题

1. ABCDE　2. AD　3. ABCDE　4. ABCD　5. ACDE　6. ABE　7. CD　8. ABCDE

9. ABD　10. ACE　11. BCE

## 三、填空题

1. 白细胞介素　干扰素　肿瘤坏死因子　集落刺激因子　生长因子　趋化性细胞因子

2. 调节固有免疫应答　参与适应性免疫应答　刺激造血　诱导细胞凋亡　直接杀伤靶细胞促进损伤组织的修复

3. 旁分泌　自分泌　内分泌

4. TNF-α　LT-α

5. IL-1　IL-6　TNF　趋化性细胞因子

6. 淋巴细胞　单核－巨噬细胞　集落刺激因子

7. 单核－巨噬细胞　T 细胞

8. 出现或消失　跨膜糖蛋白

9. 细胞间或细胞与基质间　配体－受体结合

10. 整合素　选择素　免疫球蛋白超　钙黏蛋白

## 四、名词解释

1. 细胞因子：是由机体多种细胞分泌的小分子蛋白质，通过结合细胞表面的相应受体发挥生物学作用。

2. 干扰素（IFN）：是最先发现的细胞因子，具有干扰病毒感染和复制的能力。根据来源和理化性质，可将干扰素分为 α、β 和 γ 三种类型。IFN-α/β 主要由单核巨噬细胞、病毒感染的细胞产生，也称为Ⅰ型干扰素。IFN-γ 主要由活化 T 细胞和 NK 细胞产生，也称为Ⅱ型干扰素。

3. 肿瘤坏死因子（TNF）：是一种能使肿瘤发生出血坏死的细胞因子，分为 TNF-α 和 TNF-β 两种，前者主要由活化的单核－巨噬细胞产生，TNF-β 主要由激活的 T 细胞产生。

4. 白细胞分化抗原：是指血细胞在分化成熟为不同谱系、分化不同阶段及细胞活化过程中，出现或消失的细胞表面标记分子。

5. CD：应用以单克隆抗体鉴定为主的方法，将来自不同实验室的单克隆抗体所识别的同一分化群抗原称为 CD（cluster of differentiation）。

6. 细胞黏附分子：是众多介导细胞间或细胞与细胞外基质间相互接触和结合分子的总称。

7. 整合素家族：最初是因此类黏附分子主要介导细胞与细胞外基质的黏附，使细胞得以附着而形成整体而得名；一种整合素可分布于多种细胞，同一种细胞也往往有多种整合素的表达。

8. 选择素家族：包括 L-选择素、P-选择素、E-选择素，选择素为跨膜分子，其胞外区结构相似，均由 C 型凝集素结构域、表皮生长因子样结构域和补体调节样结构域组成。选择素家族在白细胞与内皮细胞黏附，炎症发生，以及淋巴细胞归巢中发挥作用。

## 五、问答题

1. 细胞因子的概念、分类及其共同特点：

（1）细胞因子概念：是由免疫原、丝裂原或其他因子刺激细胞产生的低分子量可溶性蛋白质。

（2）细胞因子分类：①干扰素：具有干扰病毒感染和复制的能力，可分为 IFN-α，IFN-β 和 IFN-γ；IFN-γ 具有较强的免疫调节功能。②肿瘤坏死因子：是能引起某些肿瘤组织出血坏死的细胞因子，可分为 TNF-α 和 TNF-β 两种。

③白细胞介素：是一组能介导白细胞和其他细胞间相互作用的细胞因子；主要作用是调节细胞生长分化，参与免疫应答和介导炎症反应，现已报道有 30 余种。④集落刺激因子：是指具有刺激多能造血干细胞和不同分化发育阶段的造血祖细胞增殖、分化的细胞因子；在体外半固体培养基中培养时，可促进形成细胞集落而得名。⑤生长因子：是具有刺激细胞生长作用的细胞因子，包括 TGF-β，EGF，VEGF 等。⑥趋化性细胞因子：是一个蛋白质家族，由十余种结构有较大同源性，分子量多为 8~10kD 的蛋白组成。

（3）细胞因子的特点：①多为小分子量（8~30kD）多肽。②在较低浓度下即有生物学活性。③细胞因子通过结合细胞表面高亲和力的受体发挥生物学效应。④以自分泌、旁分泌和内分泌形式发挥作用。⑤具有多效性、重叠性、拮抗性或协同性。

2. 白细胞分化抗原、CD 分子和黏附分子的基本概念：

（1）白细胞分化抗原是指血细胞在分化成熟为不同谱系、分化不同阶段及细胞活化过程中，出现或消失的细胞表面标记分子。

（2）CD 分子是应用以单克隆抗体鉴定为主的方法，将来自不同实验室的单克隆抗体所识别的同一分化群抗原。

（3）黏附分子是众多介导细胞间或细胞与细胞外基质间相互接触和结合分子的总称。黏附分子与 CD 分子是根据不同角度来命名的，黏附分子是以黏附功能来归类。

## 七、主要组织相容性复合体及其编码分子

**一、单选题**

1. D  2. E  3. B  4. B  5. B  6. C  7. B  8. E  9. A  10. C  11. E  12. B  13. C  14. E  15. C  16. A  17. D  18. D  19. D  20. D  21. A  22. E  23. E  24. C

**二、多选题**

1. ABC  2. AC  3. ABE  4. ABC  5. BDE  6. AD  7. ABCD  8. ABCD  9. ABC  10. ABCDE

**三、填空题**

1. HLA 复合体  HLA 抗原

2. 第六号染色体的短臂  HLA Ⅰ  HLA Ⅱ

3. 多基因性  高度多态性  单元型遗传  连锁不平衡

**四、名词解释**

1. MHC：是主要组织相容性复合体（ major histocompatibility complex ）的英文字头缩写，位于脊椎动物某对染色体上的紧密连锁的呈高度多态性的一组基因群叫 MHC，其编

码产物主要分布在细胞膜表面，称 MHC 分子或 MHC 抗原。

2. HLA：HLA 是人类白细胞抗原（human leukocyte antigen），也称人类主要组织相容性抗原，在移植中能引起迅速而强烈的排斥反应，是 MHC 基因编码的产物。

3. 锚定位与锚定残基：分析从 HLA 分子抗原结合槽洗脱下来的各种天然 Ag 肽的一级结构，发现都带有两个或两个以上与 MHC 分子抗原结合凹槽相结合的特定部位，称为锚定位。该位置的氨基酸残基，称为锚定残基。能够和同一类 MHC 分子结合的 Ag 肽，其锚定位和锚定残基往往相同或相似。

4. 单元型：是指由于处于连锁不平衡状态的等位基因往往经常地连在一起，由此而造成的染色体上 MHC 不同座位等位基因的特定组合，称为单元型。

5. 连锁不平衡：是指 HLA 基因复合体中，分属两个或两个以上基因座位的等位基因同时出现在一条染色体上的概率高于随机出现的频率的现象。

五、问答题

1. MHC 分子的主要生物学功能：

（1）作为抗原递呈分子参与适应性免疫应答：①T 细胞以其 TCR 实现对抗原肽和 MHC 分子的双重识别。②被 MHC 分子结合并提呈的成分可以是自身抗原，甚至是 MHC 分子本身。③ MHC 是疾病易感性个体差异的决定者。④ MHC 参与构成种群基因结构的异质性。

（2）作为调节分子参与固有免疫应答：①经典的Ⅲ类基因编码补体成分，参与炎症反应、对病原体的杀伤和免疫性疾病的发生。②非经典Ⅰ类基因和 MICA 基因产物可作为配体分子，以不同的亲和力结合激活性和抑制性受体，调节 NK 细胞和部分杀伤细胞的活性。③炎症相关基因参与启动和调控炎症反应，并在激活反应中发挥作用。

2. HLA 与临床医学关系：

（1）与亲子鉴定及法医学的关系。

（2）与器官移植的关系。

（3）HLA 分子异常表达和临床疾病的关系。

（4）HLA 和疾病关联：疾病的诊断、治疗和预防。

3. HLA 基因复合体的多基因性和多态性：

HLA 的多基因性是指 HLA 复合体由多个位置相邻的基因座位所组成。如 HLA 基因复合体中，经典的Ⅰ类基因集中在远离着丝点的一端，有 B、C、A 三个座位；Ⅱ类基因在复合体中位于近着丝点一端，由 DP、DQ 和 DR 三个亚区组成，每个亚区又包括两个或两个以上的功能基因座位。HLA 多态性则是指一个基因座位上存在多个等位基因。如至 2002 年 7 月已获正式命名的等位基因数，A 座位为 250 个，B 座位为 490 个，C 座位为 119 个；经典的Ⅱ类基因的 DRB1 座位最多，为 315 个，等等，但是，对某一个基因座位，一个个体最多只能有两个等位基因，分别出现在来自父母方的同源染色体上。因而，HLA 基因复合体的多态性是一个群体概念，指群体中不同个体在等位基因拥有状态上存在差别。多基因性和多态性是从不同水平对 HLA 的多样性进行描述，多基因性着重于同一个个体中 MHC 基因座位的变化；而多态性指群体中各座位等位基因的变化。

## 八、免疫细胞

**一、单选题**

1. B　2. D　3. A　4. B　5. E　6. C　7. B　8. B　9. C　10. E　11. B　12. D　13. C
14. E　15. C　16. D　17. D　18. C　19. C　20. A　21. D　22. B　23. E　24. D
25. C　26. B　27. C　28. B　29. C　30. A　31. A　32. D　33. B　34. C　35. D
36. A　37. D　38. D

**二、多选题**

1. BC　2. ABD　3. ABC　4. AC　5. AC　6. ABD　7. BCE　8. AB　9. ABC
10. ABCD　11. CD　12. ACD　13. ABE　14. ABC　15. AB　16. ABCD　17. ABCD
18. BD　19. ABD　20. ABD　21. ABD　22. ABD　23. BC　24. AB　25. BC

**三、名词解释**

1. 造血干细胞：是存在于骨髓中的一种原始造血细胞，早期的造血干细胞是多能造血干细胞，具有自我更新和分化两种潜能，赋予机体在整个生命过程始终保持造血能力。

2. 阳性选择：低水平表达功能性 TCR αβ 和 CD3 分子的双阳性（CD4⁺/CD8⁺）胸腺细胞，在胸腺皮质中，同胸腺上皮细胞表面 MHC Ⅰ类或Ⅱ类／肽复合物以适当的亲和力发生特异结合的 CD4⁺/CD8⁺（DP）细胞可继续分化为单阳性（SP）细胞，其中与Ⅰ类分子结合的 DP 细胞 CD8⁺ 表达水平升高，CD4⁺ 表达水平下降直至丢失；而与Ⅱ类分子结合的 DP 细胞，CD4⁺ 表达水平升高，CD8⁺ 表达水平下降最后丢失；不能与 MHC Ⅰ类或Ⅱ类／肽复合物发生有效结合或亲和力过高的 DP 细胞在胸腺皮质中发生凋亡，此过程称胸腺的阳性选择。在此过程中，T 细胞获得在识别过程中自身 MHC 限制能力。

3. 阴性选择：是指经阳性选择后存活的的单阳性（SP）胸腺细胞，在皮髓质交界处及髓质区，与胸腺树突状细胞、巨噬细胞表面 MHC Ⅰ类或 MHC Ⅱ类分子／自身肽发生高亲和力结合的被删除，以保证进入外周淋巴器官的 T 细胞库中不含有针对自身成分的 T 细胞。此过程是 T 细胞获得中枢免疫耐受的主要机制。只有那些未曾与胸腺树突状细胞、巨噬细胞表面 MHC/ 自身肽发生结合的 SP 细胞，才能继续发育分化为成熟的具有免疫功能的 CD4$^+$/CD8$^+$T 细胞。

4. 免疫球蛋白类别转换：在抗体应答过程中，抗原激活 B 细胞后，分泌 Ig 的类别可从 IgM 转换为 IgG、IgA、IgE 等其他类别或亚类的 Ig，这种现象称之为 Ig 类别转换。

5. 树突状细胞（DC）：因其具有分枝状突起得名，为固有免疫细胞；是专职抗原提呈细胞，其主要功能是摄取、加工处理和提呈抗原，启动适应性免疫应答；也可通过分泌不同的细胞因子，发挥免疫调节作用。

6. 自然杀伤细胞（NK）：来源于骨髓淋巴样干细胞，主要分布于外周血和脾脏，是表面标志为 TCR$^-$、mIg$^-$、CD56$^+$、CD16$^+$ 的大颗粒淋巴细胞，NK 可直接杀伤某些肿瘤和病毒感染的靶细胞，也可通过 ADCC 效应对上述靶细胞产生定向非特异性杀伤作用。

7. 抗体依赖细胞介导的细胞毒作用（ADCC）：NK 细胞表面具有高亲和性 IgGFc 受体，当 IgG 抗体与靶细胞表面相应表位特异性结合后，可通过其 Fc 段与 NK 细胞表面 Fcγ R 结合，而使 NK 细胞对上述 IgG 抗体结合的靶细胞产生定向非特异性杀伤作用，此即抗体依赖细胞介导的细胞毒作用。

8. 膜表面免疫球蛋白（SmIg）：是表达在 B 细胞上的免疫球蛋白分子，成熟 B 细胞一般表达有单体 IgM 和 IgD 分子，是 B 细胞抗原受体（BCR），可特异识别抗原。SmIg 也是鉴别 B 细胞的主要标志。

9. B 细胞：骨髓依赖性淋巴细胞，哺乳动物在骨髓发育成熟后，经血流到达外周免疫器官，发挥体液免疫作用。在禽类，B 细胞在法氏囊中分化成熟。

10. 记忆 B 细胞：在 B 细胞向浆细胞分化过程中，部分 B 细胞可恢复为小淋巴细胞，并停止增殖和分化，mIgD 可消失，且寿命长，可生存数月至数年。当再次与同一抗原接触时，易于活化和分化，故称此种细胞为记忆细胞。

11. Th 细胞：即辅助性 T 细胞，是 TCRα β T 细胞的一个亚群，其表型为 CD3$^+$、CD4$^+$、CD8$^+$，根据其分泌的细胞因子谱的不同又可将 Th 细胞分为两类，即 Th1 细胞和 Th2 细胞。Th1 细胞主要参与细胞免疫应答，Th2 细胞主要是辅助 B 细胞产生抗体，介导体液免疫应答。

12. CTL：即细胞毒性 T 细胞，是 TCRα β T 细胞的一个亚群，其表型为 CD3$^+$、CD4$^+$、CD8$^+$，能特异性地杀伤靶细胞，发挥细胞免疫应答作用。它杀伤靶细胞的机制是通过穿孔素，颗粒酶，Fas/FasL 使细胞坏死或凋亡。

13. T$_{DTH}$ 细胞：即迟发型超敏反应 T 细胞，属于 Th 细胞的一个亚类，亦即 Th1 细胞，是细胞免疫效应细胞之一。主要介导以淋巴细胞和单核巨噬细胞浸润为主的慢性渗出性炎症反应（即迟发型超敏反应），因此，此类细胞又称为炎性细胞。它的效应机制是释放多种淋巴因子（如 IL-2、IFN-γ、IL-12 等）引起迟发型超敏反应炎症。

14. TCR：T 细胞抗原受体。是 T 细胞表面特征性标记，与一组 CD3 分子以非共价键结合而成的复合物，主要识别特异性抗原肽 -MHC 分子复合物。

## 四、问答题

1. 多能造血干细胞和定向干细胞的分化：

多能造血干细胞最初分化为定向干细胞，包括淋巴样干细胞（淋巴样祖细胞）和髓样干细胞（髓样祖细胞）。淋巴样干细胞继续分化为 B 细胞、T 细胞和 NK 细胞，髓样干细胞继续分化为具有产生红系、粒细胞系、巨核系和单核 – 巨噬细胞系潜能的集落形成单位 CFU-GEMM，CFU-GEMM 可分别分化为中性粒细胞、单核 – 巨噬细胞、嗜酸性粒细胞和嗜碱性粒细胞，以及红细胞与巨核细胞 / 血小板。

2. B 细胞亚群和特点：

B1 亚群：①表面 $SmIgM^+$ 和 $CD5^+$，$SmIgD^+$；②不需要 T 细胞辅助；③自我补充更新；④产生低亲和力的 IgM 抗体；⑤主要针对 TI-Ag 和自身抗原。

B2 亚群：①表面 $SmIgM^+$ 和 $SmIgD^+$，$CD5^+$；②需要 T 细胞辅助；③由骨髓 B 前体细胞更替；④可产生高亲和力的 IgG 抗体；⑤主要针对 TD-Ag。

3. CTL 细胞的主要生物学作用是特异性直接杀伤靶细胞。

（1）引起靶细胞裂解，Tc 细胞通过释放穿孔素，在靶细胞膜上构筑小孔使靶细胞裂解而死。

（2）引起靶细胞凋亡，Tc 细胞活化后大量表达 FasL，FasL 与靶细胞表面 Fas 分子结合致靶细胞凋亡，Tc 细胞胞吐释放颗粒酶，借穿孔素形成的小孔入靶细胞致靶细胞凋亡。

（3）Tc 细胞产生细胞毒性细胞因子直接杀伤靶细胞。

4. 辅助性 T 细胞的特性与功能：

辅助性 T 细胞的表型主要为 $CD3^+$、$CD4^+$、TCRαβ，接受抗原刺激具有 MHC Ⅱ类分子限制性。辅助性 T 细胞主要包括 Th0 细胞，Th1 细胞和 Th2 细胞。Th0 细胞被抗原递呈细胞激活后，可表达 IL-12、IL-4 等细胞因子受体，在相应的细胞因子作用下，可增生分化为 Th1 或 Th2 细胞，Th1 细胞分泌以 IL-2，IFN-γ 和 TNF-β 为主的细胞因子，引起炎症反应或迟发型超敏反应。Th2 细胞分泌以 IL-4，IL-5，IL-6，IL-10 为主的细胞因子，诱导 B 细胞增殖分化，合成并分泌抗体，引起体液免疫应答或速发型超敏反应。

Th1 和 Th2 细胞亚群间在一定条件刺激下可互相转换（即细胞漂移）。

5. T 细胞库和 B 细胞库的形成：

在免疫系统中，每个 T 细胞和 B 细胞克隆通过其抗原受体 TCR 和 BCR 特异识别抗原，所有 T 细胞克隆和 B 细胞克隆的总和分别组成了 T 细胞库和 B 细胞库，赋予了免疫系统可识别周围环境中几乎所有抗原的潜能。因此，T 细胞和 B 细胞的发育分化过程也是功能性 TCR 和 BCR 形成的过程。

# 九、固有免疫应答

一、单选题

1. E　2. D　3. D　4. B　5. E　6. A　7. A　8. E　9. D　10. A　11. C　12. E　13. E　14. C　15. B　16. B　17. B　18. B　19. E　20. D　21. D　22. B　23. C　24. E　25. D　26. E　27. C　28. C　29. D　30. C　31. D

二、多选题

1. BCE　2. ABCDE　3. ABCDE　4. ACD　5. ABC　6. ACE　7. ACD　8. ABCD　9. ACE　10. ACE　11. ABC

三、名词解释

1. 固有免疫：是生物体在长期种系进化过程中形成，在个体出生时就具备，可对侵入的病原体迅速应答，产生非特异抗感染免疫作用；亦可参与对体内损伤衰老或畸变细胞的清除。

2. 血 – 脑屏障：是由软脑膜、脉络丛的毛细血管壁和包在壁外的星形胶质细胞共同组成的胶质膜。能阻挡血液中的病原体和其他大分子物质进入脑组织，能对中枢神经系统产生保护作用。

3. 血 – 胎屏障：由母体子宫内膜的基蜕膜和胎儿的绒毛膜滋养层细胞共同构成。能防止母体内病原体和有害物质进入胎儿体内，从而保护胎儿免遭感染。

4. 病原相关分子模式（PAMP）：是模式识别受体（PRR）识别结合的配体分子，主要是指病原微生物表面某些共有的高度保守的分子结构，如革兰阴性菌的脂多糖，革兰阳性菌的肽聚糖和真菌的酵母多糖等。

5. 模式识别受体（PRR）：主要是指存在于固有免疫细胞表面的一类能够直接识别结合病原微生物或宿主凋亡细胞表面某些共有特定分子结构的受体，也包括少数分泌型 PRR，如 C 反应蛋白和苷露聚糖结合凝集素。

四、问答题

1. 固有免疫的生物学意义：

固有免疫是机体抵御病原微生物感染、抗肿瘤发生的第一道防线；并参与自身内环境稳定的维持，其具体机制有：

（1）机体皮肤、黏膜及其分泌的抑菌或杀菌物质的屏障效应。

（2）机体内有众多的可溶性的效应分子直接参与天然免疫，如补体系统。

（3）体内有多种非特异性的免疫效应细胞，包括吞噬细胞、NK 细胞等。

（4）天然免疫参与并调控特异性免疫应答的启动，影响特异性免疫应答的强度，维持机体自身内环境的稳定。

2. 巨噬细胞在固有免疫应答各阶段中的主要作用：

（1）即刻固有免疫应答阶段（感染 0~4 小时），突破屏障结构进入体内的病原体，可被局部存在的巨噬细胞迅速吞噬清除。

（2）早期固有免疫应答阶段（感染 4~96 小时），在感染部位病原体及其产物或组织细胞产生的 IFN-γ、GM-CSF 等细胞因子作用下，感染周围组织中的巨噬细胞被募集到炎症反应部位，并被活化使其吞噬杀菌能力显著增强，同时合成分泌多种细胞因子扩大炎症反应和产生免疫调节作用，增强机体非特异抗感染免疫作用。

（3）适应性免疫应答诱导阶段（感染 96 小时），活化巨噬细胞作为专职抗原提呈细胞，可将摄入的外源性抗原或内源性抗原加工处理为具有免疫原性的小分子肽，并以抗原肽-MHC 分子复合物的形式表达于细胞表面，供抗原特异性淋巴细胞识别，启动适应性免疫应答。

# 十、抗原提呈细胞与抗原提呈

**一、单选题**

1. D  2. B  3. A  4. D  5. B  6. D  7. B  8. A  9. C  10. A  11. D  12. E  13. E  14. C  15. D  16. E  17. C  18. A

**二、多选题**

1. ABC  2. ABCDE  3. BCD  4. AD  5. ACD  6. ABCDE  7. ABCDE

**三、名词解释**

1. 抗原提呈细胞（antigen-presenting cell，APC）：指能够加工、处理抗原并将抗原信息提呈给 T 细胞的一类细胞，在机体的免疫识别、免疫应答与免疫调节中起重要作用。

2. 抗原提呈：是指转移至细胞表面的抗原肽与 MHC 分子结合的复合体被提呈给 T 细胞，并与 T 细胞表面的 TCR 结合为 TCR-抗原肽-MHC 复合体从而活化 T 细胞的全过程。

3. 内源性抗原（endogenous antigen）：细胞内合成的 Ag 称为内源性 Ag，如被病毒感染细胞合成的病毒蛋白和肿瘤细胞内合成的蛋白等。

4. 外源性抗原（exogenous antigen）：来源于细胞外的抗原称为外源性 Ag，如被吞噬
细胞 吞噬的细菌、细胞、蛋白质 Ag 等。

四、问答题

专职 APC 有三种：

1. Mφ：刺激记忆性和活化的 T 细胞增殖，是体内吞噬功能最强的细胞，以吞噬、胞饮、
受体介导的胞吞作用等方式摄取抗原。

2. DC：体内功能最强的抗原提呈细胞，刺激初始 T 细胞的增殖。未成熟 DC 以吞噬、
胞饮、受体介导的胞吞作用等方式摄取抗原。

3. B 细胞：刺激记忆性和活化的 T 细胞增殖，通过胞饮作用和 BCR 直接摄取抗原，可
浓集抗原和提呈可溶性抗原。

## 十一、T 细胞介导的细胞免疫应答

一、单选题

1. E　2. E　3. A　4. C　5. B　6. B　7. B　8. D　9. D　10. D　11. B　12. C　13. C

14. C　15. C　16. A　17. E　18. E　19. A　20. E

二、多选题

1. BCD　2. ABCDE　3. ABCDE　4. ABDE　5. ABCDE　6. AB　7. ACDE　8. ABDE

9. AC　10. ABC　11. AC　12. CD　13. ABC　14. AD　15. ABDE　16. ABCDE

17. ABCDE

三、填空题

1. 识别启动　活化、增殖和分化　效应

2. $CD8^+T$（Tc）细胞　$CD4^+Th1$（$T_{DTH}$）细胞

3. 迟发型超敏反应　抗胞内菌感染　抗肿瘤免疫　移植排斥反应等

4. CD40L

5. APC　T　B

6. 穿孔素　颗粒酶　Fas　FasL

7. IL-2　IFN-γ

8. NK 细胞

9. Tc 细胞

10. APC　$CD4^+Th$　$CD8^+Tc$

11. $CD4^+Th1$　$CD8^+Tc$

## 四、名词解释

1. MHC 限制性：TCR 在特异性 APC 提呈的抗原肽过程中，必须同时识别自身 MHC 分子，称为 MHC 限制性。

2. 效应 T 细胞：初始 T 细胞经 TCR 与 APC 表面的抗原肽 –MHC 分子复合物特异结合后，在抗原和其他辅助因素的作用下，自身活化、增殖、分化生成的能对相应抗原发挥特异性免疫效应功能的细胞称为效应 T 细胞。

3. 记忆性 T 细胞：是指在抗原活化 T 细胞进行克隆扩增后，有部分细胞分化为对特异性抗原有记忆力、寿命较长，再次遇到相同的抗原后可迅速活化、增殖、分化为效应 T 细胞的细胞，称为记忆性 T 细胞。

## 五、问答题

1. CD4$^+$Th1 细胞发挥免疫学效应如下：

CD4$^+$Th1 细胞主要辅助细胞免疫应答，在宿主抗胞内病原体感染中起重要作用。

（1）Th1 激活巨噬细胞：CD4$^+$Th1 细胞对 Mφ 细胞的作用：产生细胞因子如 IFN–γ 激活 Mφ 细胞；表达 CD40L 向巨噬细胞提供激活信号；产生细胞因子如 IL-3 等诱生并募集 Mφ 细胞。

（2）Th1 激活淋巴细胞：产生的 IL-2 和 IFN–γ 等细胞因子促进 Th1 细胞、Th2 细胞、CTL 细胞和 NK 细胞的活化增值，并促进抗体的产生，增加巨噬细胞对病原体的吞噬。

（3）Th1 激活中性粒细胞，促进其杀伤病原体。

2. CD8$^+$Tc 发挥免疫学效应机制及特点如下：

（1）活化的 Tc 杀伤机制：①穿孔素→细胞溶解；颗粒酶→诱导靶细胞凋亡。②活化的 Tc 细胞表达 FasL，通过 Fas/FasL 途径诱导靶细胞凋亡。③分泌 TNF-α，直接杀伤靶细胞。

（2）杀伤特点：①致敏 Tc 细胞对靶细胞的杀伤作用具有抗原特异性，并受 MHC Ⅰ 类分子限制。它们只能杀伤表达相应致敏抗原的靶细胞，并且必须与靶细胞密切接触。②致敏 Tc 细胞杀伤溶解靶细胞后本身不受损伤，它们与溶解破坏的靶细胞分离后，又可继续攻击杀伤表达相应致敏抗原的其他靶细胞。通常一个致敏 Tc 细胞在几小时内可连续杀伤数十个靶细胞。

3. 细胞免疫的过程：

（1）抗原的提呈和识别：内源性抗原被 APC 的 MHC Ⅰ 类分子呈递给 CD8$^+$T 细胞，外源性抗原被 APC 的 MHC Ⅱ 类分子呈递给 CD4$^+$T 细胞；T 细胞双识别；TCR 不仅识别抗原肽，还要识别 MHC 分子。

（2）T 细胞活化增殖和分化：T 细胞活化需要双信号；具体表现为膜受体交联、细胞质酶活化、离子浓度增加、细胞因子及受体合成、细胞增殖分化。

（3）细胞免疫效应：Th 细胞（Th1 杀伤胞内寄生菌，引起迟发型超敏反应，移植排斥；Th2 辅助体液免疫），Tc 细胞直接杀伤靶细胞：抗感染、抗肿瘤、移植排斥、自身免疫病。

## 十二、B 细胞介导的体液免疫应答

**一、单选题**

1. D　2. D　3. E　4. A　5. D　6. A　7. D　8. B　9. B　10. B　11. B　12. C　13. C　14. C　15. D　16. D　17. D　18. C　19. D　20. B　21. E　22. E　23. D　24. A　25. E　26. C　27. D

**二、多选题**

1. BD　2. ABCDE　3. BC　4. ACDE　5. ACDE　6. ABCDE　7. ABCDE　8. ABCDE　9. ABCDE　10. ABE　11. ABCD　12. BCE　13. BCD　14. ABC

**三、填空题**

1. 长　低　短　IgM
2. 短　高　长　IgG
3. 抗原肽 –MHC Ⅱ类分子复合物　协同刺激（或第二）　BCR　CD40
4. 体液免疫应答　细胞免疫应答
5. CD40L

**四、名词解释**

1. 初次免疫应答：B 细胞在初次接受 TD 抗原的刺激后所产生的应答过程称为初次应答。初次应答产生的抗体浓度通常较低，并主要是 IgM 类抗体，亲和力较低。

2. 再次免疫应答：当 B 细胞第二次接受相同的 TD 抗原刺激后所产生的应答过程为再次应答。与初次应答相比，产生再次应答所需的抗原剂量小，抗体浓度高，持续时间长，主要为 IgG 类抗体，且亲和力高。

3. Ig 同种型转换：B 细胞在 IgV 基因重排完成后，其子代细胞均表达同一个 IgV 基因。但 IgC 基因（恒定区基因）的表达，在子代细胞受抗原刺激而成熟并增殖的过程中，是可变的。每个 B 细胞开始时均表达 IgM，在免疫应答中首先分泌 IgM，但随后即可表达产生 IgG、IgA 和 IgE，尽管其 IgV 不发生改变。此即为 Ig 同种型转换。

**五、论述题**

1. Th 细胞辅助 B 细胞至少有两种方式：

（1）经由 B 细胞与 Th 细胞的直接接触：B 细胞活化需双信号刺激，其中第 1 活化信号为 Ag，第 2 活化信号为协同刺激信号。协同刺激信号主要由 Th 细胞与 B 细胞之间的黏附分子产生，例如 CD28 和 B7，ICAM–1 与 LFA–1 等。

（2）合成和分泌细胞因子辅助 B 细胞：B 细胞的活化、增殖、分化都需要 Th 细胞分泌的细胞因子的作用。并且 B 细胞在不同的细胞因子作用下，合成和分泌不同类型的抗体。

2. 体液免疫应答中再次应答与初次应答的不同之处见下表：

| 特点 | 初次应答 | 再次应答 |
| --- | --- | --- |
| 抗体产生时间 | 慢（1~2 周） | 快（1~3 天） |
| 抗体浓度 | 较低 | 较高 |
| Ig 类别 | 主要为 IgM | 主要为 IgG |
| 亲和力 | 低 | 高 |
| Ig 维持时间 | 短 | 长 |

## 十三、免疫耐受与免疫调节

**一、单选题**

1. E  2. E  3. E  4. C  5. A  6. E  7. B  8. D  9. B  10. C  11. E  12. C  13. D  14. C  15. B  16. D  17. A  18. D  19. E  20. C  21. E  22. D  23. E  24. B  25. E  26. D  27. E  28. C  29. A  30. D  31. B  32. A  33. D  34. D  35. A  36. D  37. B  38. D  39. C  40. D  41. E

**二、多选题**

1. ABCDE  2. ABCD  3. BCD  4. BDE  5. ABDE  6. ABCDE  7. ABC  8. ABCDE  9. BCD  10. CDE  11. ABCDE

**三、填空题**

1. 抗原　特异性

2. T　时间长　B　时间短

3. 中枢耐受　外周耐受

4. 抗原　特异性　潜伏期或记忆性

5. 抗原性质　抗原的剂量　抗原免疫途径　抗原表位

6. 胚胎期　新生期　成年后　免疫抑制

7. 固有免疫　调节性 T 细胞　抑制性受体　独特型网络等

8. ITAM　ITIM

9. KIR　KLR　ILT

10. 下丘脑　垂体　肾上腺

11. CD28　CTLA-4

12. 活化诱导的细胞死亡　AICD

四、名词解释

1. 免疫耐受：对抗原特异应答的 T 细胞与 B 细胞，在抗原刺激下，不能被激活产生特异免疫效应细胞，从而不能执行正免疫应答效应的现象。

2. 中枢耐受：指在胚胎期及出生后 T 细胞与 B 细胞发育过程中，遇自身抗原所形成的耐受。

3. 外周耐受：指成熟的 T 细胞及 B 细胞，遇内源性或外源性抗原，不产生正免疫应答。

4. 低带耐受与高带耐受：低带耐受指因 Ag 剂量太低而引起的免疫耐受；高带耐受指因 Ag 剂量太高而引起的免疫耐受。

5. 免疫隔离部位：指脑、眼的前房及胎盘等部位，移植同种异型抗原的组织，不诱导免疫应答，不发生排斥反应，这些部位称为免疫隔离部位。

6. 免疫调节：指机体在长期进化过程中发育完善形成的一系列反馈性上调和下调免疫系统功能，将免疫应答控制在有效而适度范畴内，以维持内环境稳定的生理性调节称为免疫调节。

7. 活化诱导的细胞死亡：活化后的 T 细胞、B 细胞同时表达 Fas、FasL。Fas、FasL 一旦结合即可启动死亡信号转导，最终引起细胞死亡，被称为活化诱导的细胞死亡。

五、问答题

1. 免疫耐受的特点及其生物学作用：

（1）免疫耐受的特点：①免疫耐受具有特异性，即只对引起耐受的特定抗原不应答，不影响适应性免疫应答的整体功能。②免疫耐受的稳定程度和持续时间，随形成的时期和机制不同而不同。在胚胎发育期对所接触抗原的免疫耐受，出生后再遇相同抗原，不予应答，或不易应答；在后天过程中，原本对抗原应答的 T 细胞及 B 细胞克隆，受多种因素影响，发生耐受，这类耐受能持续一段时间，部分耐受可能随诱导因素的消失而消失。

（2）免疫耐受的生物学作用：①生理性的免疫耐受对自身组织不应答，不发生自身免疫病。②病理性的免疫耐受，对感染的病原体或肿瘤细胞抗原不产生特异性免疫应答，导致疾病发展。③建立对移植的同种异型器官组织或异种器官组织的免疫耐受，则移植物可长期存活。

2. T 细胞和 B 细胞形成的免疫耐受的区别见下表：

| 比较项目 | T 细胞 | B 细胞 |
| --- | --- | --- |
| 耐受原 | TD 抗原 | TI、TD 抗原 |
| 抗原剂量 | 小 | 大 |
| 免疫耐受的诱导 | 较短 | 较长 |
| 免疫耐受的持续 | 较长 | 较短 |

## 十四、超敏反应

### 一、单选题

1. C  2. B  3. D  4. A  5. B  6. E  7. D  8. C  9. B  10. E  11. D  12. A  13. D
14. B  15. E  16. E  17. E  18. C  19. D  20. D  21. E  22. D  23. A  24. D
25. B  26. D  27. C  28. E

### 二、多选题

1. AE  2. BC  3. ABCE  4. ADE  5. ACE  6. ABCE  7. ACDE  8. BD  9. AD
10. ABD

### 三、填空题

1. 生理功能紊乱　组织损伤

2. IgE　局部或全身

3. IgG　IgM

4. 变应原　半抗原

5. 细胞毒型　细胞溶解型

6. Ab

7. T 细胞　淋巴细胞

8. Ⅲ　Ⅰ

9. 抗毒素　脱敏疗法

### 四、名词解释

1. 超敏反应：指机体对某些 Ag 初次应答后，再次接触相同 Ag 刺激时发生的一种以机体生理功能紊乱或组织细胞损伤为主的特异性免疫应答，又称为变态反应或过敏性反应。

2. 变应原：指能够选择性诱导机体产生特异性 IgE 抗体的免疫应答，引起速发型变态反应的抗原物质。

3. Grave's 病：即甲状腺功能亢进，属Ⅱ型超敏反应。针对组织细胞上抗原的特异性抗体与组织细胞结合后，并不引起组织细胞破坏，而是刺激该细胞的功能改变，导致细胞功能紊乱。

4. Arthus 反应：属局部Ⅲ型超敏反应。1903 年 Arthus 发现用马血清经皮下反复免疫家兔数周后，当再次注射马血清时，局部出现红肿、出血和坏死等剧烈炎症反应。此种现象被称为 Arthus 反应。

五、问答题

1. Ⅰ型超敏反应的特点及其防治原则：

（1）特点：①反应发生快、消退也快；②主要由 IgE 类抗体介导；③主要表现为生理功能紊乱，无明显的组织损伤；④有明显的个体差异和遗传背景；⑤没有补体参与。

（2）防治原则：①变应原检测：可通过皮试查明变应原，避免与之接触。②脱敏治疗：适合于抗毒素皮试阳性的白喉、破伤风患者和已查明而又难以避免接触的变应原。③药物防治：抑制生物活性介质合成和释放的药物，如肾上腺素；生物活性介质拮抗药；改善效应器官反应性的药物。

2. Ⅱ型超敏反应的特点：

（1）Ag 在细胞膜表面。

（2）参与 Ab 为 IgM、IgG，Ag 与 Ab 在细胞表面结合。

（3）需要补体、巨噬细胞、NK 细胞参与。

（4）结果造成靶细胞溶解破坏。

3. Ⅲ型超敏反应的特点：

（1）Ag、Ab 均在血循环中，形成 IC 沉积于毛细血管基底膜。

（2）参与 Ab 以 IgG 为主，也有 IgM、IgA。

（3）需要补体参与。

（4）以中性粒细胞浸润为主的炎症。

（5）血小板、肥大细胞和嗜碱性粒细胞参与反应。

4. Ⅳ型超敏反应的特点：

（1）细胞免疫为基础的超敏反应。

（2）迟发型。

（3）个体差异小。

（4）引起单核 – 巨噬细胞浸润为主的炎症。

（5）无补体、抗体参与。

5. Ⅰ型超敏反应的发生机制：

青霉素具有抗原表位，本身无免疫原性，但其降解产物青霉噻唑醛酸或青霉烯酸，与体内组织蛋白共价结合形成青霉噻唑醛酸蛋白或青霉烯酸蛋白后，可刺激机体产生特异性 IgE 抗体，IgE 的 Fc 段与肥大细胞或嗜碱性粒细胞表面的 FcR 结合，使肥大细胞和嗜碱性粒细胞致敏。当与青霉噻唑醛酸或青霉烯酸共价结合的蛋白再次接触致敏的肥大细胞和嗜碱性粒细胞时，即可通过结合靶细胞表面特异性 IgE 分子致使膜表面的 FcR 交联，而触发过敏反应，重者可发生过敏性休克甚至死亡。

## 十五、自身免疫性疾病与免疫缺陷病

### 一、单选题

1. B  2. D  3. E  4. D  5. D  6. B  7. A  8. D  9. B  10. B  11. C  12. A  13. A
14. A  15. B  16. C  17. B  18. D  19. A  20. E  21. E  22. D  23. A  24. A
25. D  26. A  27. A  28. C  29. B  30. B  31. D  32. E  33. D  34. D  35. A
36. C  37. C  38. C  39. E  40. D  41. C  42. A  43. D  44. B

### 二、多选题

1. BCDE  2. ABCD  3. ACDE  4. ABDE  5. ACDE  6. ABCDE  7. ABDE  8. ACD
9. CDE  10. ACDE  11. ABD  12. ABCD  13. DE  14. ABDE  15. ACDE  16. ADE

### 三、填空题

1. 自身免疫  病理损伤  功能障碍  自身免疫病

2. A 族溶血性链球菌

3. 溃疡性结肠炎

4. 隐蔽抗原

5. 体液免疫缺陷  细胞免疫缺陷  联合免疫缺陷  吞噬细胞缺陷  补体缺陷

6. 人免疫缺陷病毒

7. HIV 的无症状携带者  AIDS 患者

8. 性转播途径  血液转播途径  垂直传播途径

9. 营养不良  感染  药物  肿瘤

10. 机会感染  恶性肿瘤  神经系统症状

### 四、名词解释

1. 自身免疫：指机体免疫系统对自身成分发生免疫应答的现象，存在于所有的个体，在通常情况下不对机体产生伤害。

2. 自身免疫病：指机体对自身成分发生免疫应答而导致的疾病状态。患者体内可检测到自身抗体或自身反应性 T 细胞，造成组织损伤或功能障碍。

3. 免疫隔离部位：指脑、睾丸、眼睛和子宫等，人体发育过程中，这些器官内含的抗原性物质通常不进入血液和淋巴液而接触免疫系统，因此在 T 细胞和 B 细胞库内相应的自身反应性淋巴细胞克隆并未清除。它们一旦与免疫系统接触，可引起自身免疫性疾病。

4. 分子模拟：指一些微生物和正常宿主细胞或细胞外成分有相似的抗原表位，感染人体后激发的免疫应答也能攻击人体的细胞或细胞外成分，引起自身免疫性疾病。

5. 免疫缺陷病：指免疫系统先天发育不全或后天损害而使免疫细胞的发育、分化、增生和代谢异常并导致免疫功能不全所出现的临床综合征。

6. 原发性免疫缺陷病：指由于免疫系统遗传基因异常或先天性免疫系统发育障碍而导致免疫功能不全引起的疾病。

7. 获得性免疫缺陷病：指后天因素造成的、继发于某些疾病或使用药物后产生的免疫缺陷性疾病。

8. 裸淋巴细胞综合征：由 MHC Ⅱ 类分子缺陷引起的常染色体隐性遗传性重症联合免疫缺陷病。患者 B 细胞、巨噬细胞和树突状细胞均低表达或不表达 MHC Ⅱ 类分子，使抗原提呈过程受阻。患者表现为迟发型超敏反应和对 TD 抗原的抗体应答缺陷，对病毒易感性增加。

9. DiGeorge 综合征：患者 22 号染色体某区域丢失，胚胎早期对第 Ⅲ 、Ⅳ 对咽囊发育不全所致的临床综合征，也称先天性胸腺发育不全引起的原发性 T 细胞缺陷病。

五、问答题

1. 自身免疫性疾病的损伤机制和典型疾病主要有：

（1）自身抗体引起的自身免疫性疾病：①一些自身抗体可以启动自身细胞的破坏而引起自身免疫性疾病。其破坏机制可能是自身抗体与细胞膜上的自身抗原结合后激活补体或与细胞表面的 Fc 受体结合导致 ADCC 效应。其典型疾病有自身免疫性溶血性贫血、自身免疫性血小板减少性紫癜等。②细胞表面受体自身抗体引起的自身免疫性疾病：一些自身抗体可激动细胞表面的受体引发自身免疫性疾病，如 Grave's 病，是由血清中促甲状腺激素受体的自身 IgG 抗体引起的自身免疫性疾病；一些自身抗体可阻断细胞受体的功能引发自身免疫性疾病，如重症肌无力，是由乙酰胆碱受体的自身抗体与乙酰胆碱受体结合后，致使肌细胞对运动神经元释放的乙酰胆碱的反应性降低引起的自身免疫病。③细胞外成分自身抗体引起的自身免疫性疾病，如肺出血肾炎综合征，是由抗基底膜Ⅳ型胶原自身抗体启动的免疫应答损伤肾小球基底膜和肺基底膜，发生肾炎和肺出血。④自身抗体——免疫复合物引起的自身免疫性疾病，SLE 是典型代表。SLE 患者体内存在针对自身细胞核的抗体，这些抗体和细胞核抗原物质形成大量的免疫复合物沉积在皮肤、肾小球、关节、脑等器官的小血管壁，激活补体造成细胞的损伤。

（2）自身反应性 T 细胞引起的自身免疫性疾病，如 IDDM 是由自身反应性 T 细胞持续杀伤胰岛细胞引起的疾病。

2. 自身免疫性疾病的基本特点如下：

（1）患者体内可检测到自身抗体和（或）自身反应性 T 细胞。

（2）自身抗体和（或）自身反应性 T 细胞介导对自身细胞或组织成分的获得性免疫

应答，造成组织损伤或功能障碍。

（3）病情的转归与自身免疫反应强度密切相关。

（4）疾病反复发作，慢性迁延。

3. 免疫缺陷病的共同特点如下：

（1）感染方面：易发生反复的、严重的感染。

（2）肿瘤方面：恶性肿瘤发生率是正常人的 100~300 倍。

（3）自身免疫病方面：高度伴发自身免疫病，如 SLE 等。

（4）遗传倾向方面：多为常染色体遗传。

## 十六、肿瘤免疫与移植免疫

**一、单选题**

1. B  2. A  3. B  4. C  5. B  6. D  7. D  8. D  9. B  10. A  11. C  12. D  13. E

14. D  15. E  16. D  17. B  18. C  19. A  20. B  21. B  22. C  23. C  24. A

25. A  26. C  27. B  28. A  29. C  30. A  31. D  32. C  33. C  34. D

**二、多选题**

1. ABCDE  2. ACE  3. BCDE  4. ABCE  5. CDE  6. ABCDE  7. CDE  8. ABCDE

9. ABCE  10. CE  11. ABC  12. ABCDE  13. ABCDE  14. ACDE  15. BCDE

16. ABDE  17. ABCD  18. ABE  19. BCE  20. ABCDE

**三、填空题**

1. 肿瘤特异性抗原　肿瘤相关性抗原

2. 细胞免疫　体液免疫　非特异性免疫

3. $CD8^+T$　$CD4^+T$

4. 与肿瘤细胞有关的因素　与宿主免疫系统有关的因素

5. 激活补体　ADCC　调理作用

6. 主动　被动

7. 原发性肝癌　直肠结肠癌

8. GVHR　HVGR

9. 超急性排斥　急性排斥　慢性排斥

10. HLA 配型

11. 选择组织型别相配的供者　免疫抑制药物的应用　诱导移植耐受

12. 异种移植　同种异基因移植　同种同基因移植　自体移植

## 四、名词解释

1. 肿瘤抗原：泛指在肿瘤发生、发展过程中新出现或过度表达的抗原物质。

2. 肿瘤特异性抗原：指只表达于肿瘤组织，而不存在于正常组织的肿瘤抗原。

3. 肿瘤相关性抗原：指存在于肿瘤组织或细胞，同时正常组织或细胞也可表达的抗原物质。此类抗原在肿瘤细胞上的表达量远远超过正常细胞。

4. 增强抗体：在某些情况下，肿瘤特异性抗体不但不能杀伤瘤细胞，反而会干扰细胞免疫应答对肿瘤细胞的杀伤作用，这种具有促进肿瘤生长的抗体被称为增强抗体。

5. 宿主抗移植物反应：指正常个体接受同种异体移植物后，其免疫系统将会对移植物发动免疫攻击，即宿主抗移植物反应。

6. 移植物抗宿主反应（GVHR）：指当受者免疫功能严重低下，接受同种异体移植物中含大量免疫细胞，移植物中免疫细胞可被受者的组织相容性抗原激活，产生针对受者组织器官的免疫应答，导致受者组织损伤，即移植物抗宿主反应。

7. 直接识别：指受者 T 细胞识别移植物细胞表面上完整的同种异型 MHC 分子和肽复合物。

8. 间接识别：是指受者 T 细胞识别经过受者 APC 加工处理的、来源于供者 MHC 分子的肽分子复合物。

## 五、问答题

1. 机体抗肿瘤免疫效应机制如下：

机体抗肿瘤免疫效应机制包括体液免疫和细胞免疫两方面，其中细胞免疫是抗肿瘤的主力，体液免疫通常仅在某些情况下起协同作用。

（1）机体抗肿瘤的体液免疫机制有：①激活补体系统溶解肿瘤细胞。②抗体依赖的细胞介导的细胞毒作用。③抗体的调理作用。④抗体封闭肿瘤细胞上的某些受体。⑤抗体使肿瘤细胞的黏附特性改变或丧失，从而抑制癌细胞生长和转移。

（2）机体抗肿瘤的细胞免疫机制有：① T 细胞介导的特异性细胞免疫，其中 CTL 细胞是抗肿瘤免疫的主要效应细胞。$CD4^+$T 细胞在 $CD8^+$CTL 激活中起重要辅助作用，同时 $CD4^+$Th 细胞抗肿瘤免疫应答的诱导和免疫记忆的维持是必不可少的。② NK 细胞是早期抗肿瘤的重要免疫细胞，可非特异直接杀伤肿瘤细胞，也可通过 ADCC 方式杀伤肿瘤细胞。③巨噬细胞可提呈肿瘤抗原诱导特异性抗免疫应答，活化后的巨噬细胞可非特异吞噬肿瘤细胞，也可通过 ADCC 杀伤肿瘤。

2. 肿瘤细胞逃避免疫系统监视和杀伤的方式如下：

（1）与肿瘤细胞有关的因素：①肿瘤细胞的"漏逸"，机体无法有效清除大量生长的肿瘤细胞。②肿瘤细胞的抗原缺失和抗原调变。③肿瘤细胞分泌 IL-10 等抑制因子抑制免疫应答的产生。④肿瘤细胞 MHC Ⅰ类分子表达低下，无法提呈瘤细胞内抗原激活 CTL 细胞。⑤肿瘤细胞缺乏 B-7 等协同刺激分子无法提供第二活化信号。⑥肿瘤细胞可高表达抗凋亡基因产物如 bcl-2 或不表达 Fas 及 Fas 相关信号转导分子抵抗凋亡，或通过表达 FasL 诱导活化的肿瘤特异性 T 细胞凋亡。

（2）与机体免疫力有关的因素：①机体免疫功能低下或处于免疫耐受。②机体抗原提呈细胞功能缺陷或低下。③宿主体内存在一定量的免疫抑制因子或"增强抗体"。

3. 同种异型移植排斥的类型和其病理变化如下：

根据移植排斥发生的快慢和病理变化的特点，同种异型移植排斥的类型有超急性排斥、急性排斥、慢性排斥。超急性排斥病理变化为血管内凝血，急性排斥病理变化为急性血管炎和间质炎，慢性排斥病理变化为间质纤维化，移植物内血管硬化。

4. 同种异型移植排斥的防治原则如下：

（1）正确的组织配型是移植成功的关键：包括有 HLA 型别鉴定、ABO 血型、交叉配型、mH 抗原分型和预存抗体的鉴定等。

（2）正确使用免疫抑制剂。

（3）诱导移植抗原特异性耐受。

## 十七、免疫学诊断与防治

### 一、单选题

1. B　2. C　3. B　4. C　5. D　6. C　7. B　8. D　9. B　10. C　11. D　12. A　13. D　14. B　15. A　16. C　17. D　18. A　19. B　20. A　21. C　22. E　23. A　24. A　25. D　26. B

### 二、多选题

1. ABD　2. BE　3. BCDE　4. CE　5. AB　6. D　7. AD　8. ABCE　9. BCE　10. BE

### 三、填空题

1. 自然免疫　人工免疫

2. 灭活疫苗或死疫苗　减毒活疫苗　类毒素

3. 特异性抗体　细胞因子

4. 直接凝集反应　间接凝集反应

5. 双抗体夹心法　间接法

### 四、名词解释

1. 人工主动免疫：是用疫苗接种机体，使之产生特异性免疫，从而预防感染的措施。

2. 人工被动免疫：是给人体注射含特异性抗体或细胞因子的制剂，以治疗或紧急预防感染的措施。

3. 计划免疫：是根据某些特定传染病的疫情监测和人群免疫状况分析，按照规定的免疫程序有计划地进行人群预防接种，提高人群免疫水平，达到控制以至最终消灭相应传染病而采用的重要措施。

4. 沉淀反应：血清蛋白质、细胞裂解液或组织浸出液等可溶性抗原与相应抗体结合后出现沉淀物的现象称为沉淀反应。

5. 凝集反应：细菌、红细胞等颗粒性抗原与相应抗体结合后出现凝集团块的现象，称为凝集反应。

6. 免疫标记技术：是将抗原抗体反应与标记技术相结合，用以检测抗原或抗体的一种试验方法。通常用荧光素、酶、化学发光物质或放射性核素等标记抗体或抗原进行试验。免疫标记技术敏感性高，特异性强，不但可对抗原或抗体进行定性或定量测定，而且还可用来观察抗原、抗体或抗原抗体复合物在组织和细胞内的分布和定位。

## 五、问答题

1. 沉淀反应和凝集反应的异同之处：

（1）相同点：二者都是经典的抗原抗体反应，均需在电解质的参与下，在一定 pH、一定温度下才能形成可见反应。

（2）不同点：①参与抗原的物理性质不同：沉淀反应为可溶性抗原，凝集反应为颗粒性抗原。②可见反应产物不同：沉淀反应为出现沉淀物，凝集反应为出现凝集块。

2. 常用的人工免疫制剂分为以下两类：

（1）人工主动免疫是用疫苗接种机体，使之产生特异性免疫，从而预防感染的措施。常用的制剂有：①灭活疫苗（死疫苗）：选用免疫原性强的病原体，用理化方法灭活制成。细菌类有霍乱、百日咳、伤寒、钩端螺旋体疫苗等；病毒类有狂犬病、乙型脑炎、流感疫苗等。②减毒活疫苗：用减毒的活的病原微生物制成的疫苗。细菌类有卡介苗；病毒类有脊髓灰质炎疫苗（口服）、麻疹、腮腺炎、风疹、水痘、腺病毒疫苗等。③类毒素：类毒素是用细菌外毒素经 0.3% ~0.4% 甲醛处理制成。常见有破伤风类毒素和白喉类毒素。

（2）人工被动免疫是给机体注射含特异性抗体的免疫血清或细胞因子等制剂，用以治疗或紧急预防感染的措施。主要包括：①抗毒素：是用细菌类毒素免疫动物制备的免疫血清，具有中和外毒素毒性的作用。常用的抗毒素有破伤风抗毒素和白喉抗毒素等。②人免疫球蛋白制剂：是从大量混合血浆或胎盘血中分离制成的免疫球蛋白浓缩剂，其中特异性免疫球蛋白则是由对某种病原微生物具有高效价抗体的血浆制备，用于特定病原微生物感染的预防。③细胞因子制剂：主要有 IFN-α、G-CSF、GM-CSF 等。

# 参考文献

[1] 马新博，宫汝飞.病原生物与免疫学 [M].西安：西安交通大学出版社，2016.

[2] 刘鹏，李晓红.病原生物学与免疫学实验与学习指导 [M].西安：第四军医大学出版社，2013.

[3] 曹雪涛.医学免疫学 [M].7 版.北京：人民卫生出版社，2018.

[4] 刘文辉.病原生物与免疫学 [M].2 版.西安：西安交通大学出版社，2018.

[5] 曹雪涛，何维.医学免疫学 [M].3 版.北京：人民卫生出版社，2015.

[6] 安云庆，姚智.医学免疫学 [M].4 版.北京：北京大学医学出版社，2018.